健康医疗馆 ONE

U0198278

新版 肺病
疗法与有效食疗

膳书堂文化◎编

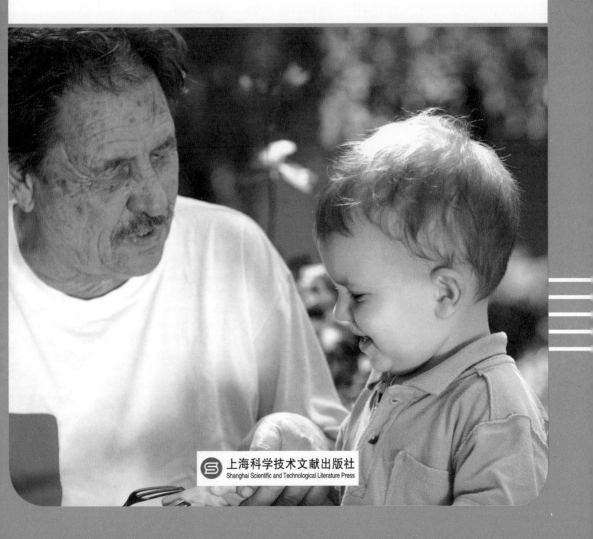

上海科学技术文献出版社
Shanghai Scientific and Technological Literature Press

图书在版编目（CIP）数据

新版肺病疗法与有效食疗／膳书堂文化编．—上海：
上海科学技术文献出版社，2017

（健康医疗馆）

ISBN 978-7-5439-7435-7

Ⅰ．①新…　Ⅱ．①膳…　Ⅲ．①肺疾病—治疗②肺疾病
—食物疗法　Ⅳ．① R563.05 ② R247.1

中国版本图书馆 CIP 数据核字（2017）第 126003 号

责任编辑：张　树　李　莺
助理编辑：杨怡君

新版肺病疗法与有效食疗

膳书堂文化　编

*

上海科学技术文献出版社出版发行

（上海市长乐路 746 号 邮政编码 200040）

全 国 新 华 书 店 经 销

四川省南方印务有限公司印刷

*

开本 700×1000　　1/16　　印张 9　　字数 180 000
2017 年 7 月第 1 版　　　2017 年 7 月第 1 次印刷
ISBN 978-7-5439-7435-7

定价：29.80 元

http://www.sstlp.com

前言

现代社会中，随着生活水平的提高、物质文明的发展，人们的生存环境日益恶劣，肺病的发病率也开始直线上升。肺炎、肺气肿、慢性支气管炎、肺结核等肺病严重危害着人们的身体健康，给患者的正常工作和生活都带来了极大的不便和困扰。不仅如此，其对患者心理上的打击也是十分沉重的。有些患者往往因罹患此病而变得抑郁消沉、精神萎靡，失去了积极生活的勇气。

俗话说"病来如山倒，病去如抽丝"，患者需要明白与病魔做斗争是一个长期的过程，一定要有坚定的信心、顽强的意志，然后再接受系统的专业治疗，进行科学调养。唯有通过坚持不懈地治疗，才能控制疾病，最终恢复健康。

为了帮助广大肺病患者早日摆脱病魔的困扰，再次充满活力地投身于工作和生活中，我们精心搜集了各方面的医学资料，编撰了此书。该书系统全面地介绍了有关肺病的常识、肺病对健康的威胁等知识，重点介绍了适合肺病患者自我调养和自我治疗的简便方法，这其中包括饮食疗法、运动疗法、按摩疗法、针灸疗法、拔罐疗法、刮痧疗法、点穴疗法、氧疗、中药鼻脐疗法、气候疗法、芳香疗法、园艺疗法、心理疗法等。本书内容通俗易懂，具有很强的科学性、实用性和可读性，是一本治疗、预防肺病的理想科普通俗读物，对肺病患者将大有裨益。

唯愿通过编者的努力能够为您的康复带去一缕希望之光，助您早日登上健康的彼岸。

需要指出的是：本书所介绍的治病方例和方法只能作为医学科普知识供读者参考使用，尤其是一些药物剂量不具有普遍适应性。因此，建议读者在考虑应用时要先征询专业医生的意见，然后再进行施治，以免发生危险。

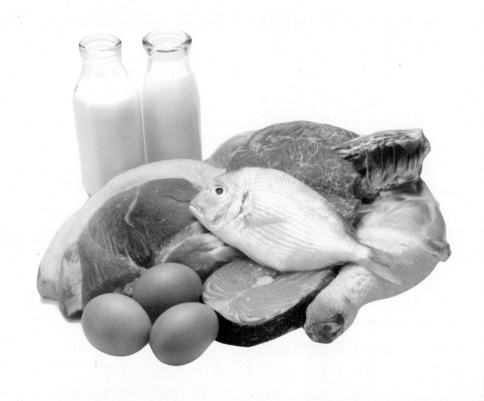

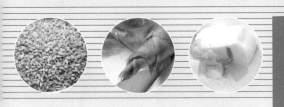

目 录
Contents

Part **1** 上篇 疾病常识与预防 ⋯⋯⋯⋯⋯ 1

　　长期、反复、逐渐加重的咳嗽是慢支的突出表现，早期多为晨间咳嗽及白天咳嗽，随着病情发展，夜间咳嗽也日益严重；早期多为单声洪亮的咳嗽，晚期则呈声微气弱的连发性咳嗽。轻者仅在冬春季节发病，夏秋季节咳嗽减轻或消失；重者长年均咳，冬春季尤剧。急性发作期咳嗽更加严重。

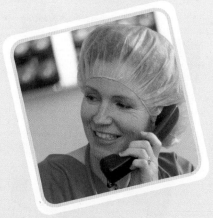

Part2 中篇 肺病与饮食健康 69

中医理论认为"医食同源"、"药食同源"。很多中草药，既可作为治疗疾病的药物，同时也是很好的食品，就连我们日常生活中的很多蔬菜水果，常常也都具有食与药两方面的性能。

下篇　肺病的物理疗法　　79

物理疗法具有安全、无毒副作用，易于操作的特点，随着人们自我保健意识的增强，各种各样的物理疗法，纷纷被广泛应用于肺病的治疗。

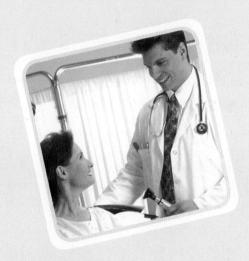

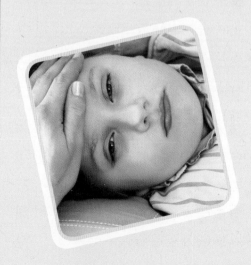

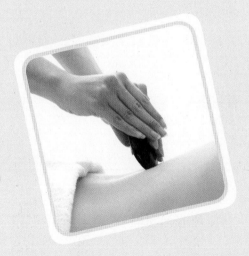

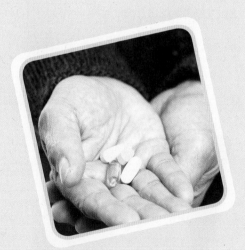

Part 1 上篇 疾病常识与预防

　　长期、反复、逐渐加重的咳嗽是慢支的突出表现，早期多为晨间咳嗽及白天咳嗽，随着病情发展，夜间咳嗽也日益严重；早期多为单声洪亮的咳嗽，晚期则呈声微气弱的连发性咳嗽。轻者仅在冬春季节发病，夏秋季节咳嗽减轻或消失；重者长年均咳，冬春季尤剧。急性发作期咳嗽更加严重。

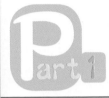
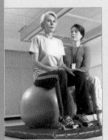
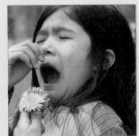
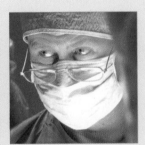
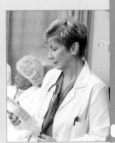
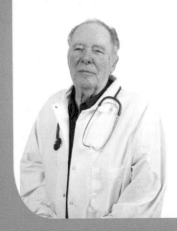

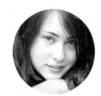

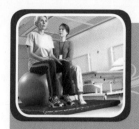

慢性支气管炎

慢性支气管炎是由于物理、化学因素，引起气管、支气管黏膜炎性变化，黏液分泌增多，临床出现咳嗽、咳痰和气急等症状。

慢性支气管炎发病的内因有哪些

慢性支气管炎简称慢支，是严重危害人们健康的常见病和多发病，患者尤其以老年人居多，50岁以上者高达15%左右。慢性支气管炎是指气管、支气管黏膜及其周围组织的慢性非特异性炎症，秋冬季节为发病高峰。

慢性支气管炎的病因到现在还没有完全清楚，据国内外调查与研究发现，是多种因素长期互相作用的结果。病毒和细菌所引起的感染是慢性支气管炎继发感染和加剧病变的重要因素。粉尘、大气污染、刺激性烟雾、长期吸烟等慢性刺激是主要病因之一。气候寒冷，过敏因素也是发病的诱因。机体抵抗力减弱，呼吸道局部防御功能降低，是引发慢性支气管炎的内因。

什么是慢性支气管炎

慢性支气管炎是由于物理、化学因素，引起气管、支气管黏膜炎性变化，黏液分泌增多，临床出现咳嗽、咳痰和气急等症状。早期症状轻微，多在冬季发作，春暖后缓解；晚期炎症加重，症状长年存在，不分季节。疾病进展又可并发肺气肿、肺动脉高压及右心肥大，严重影响患者的工作和生活。

作为严重危害人们健康的常见病和多发病，慢性支气管炎患者尤以老

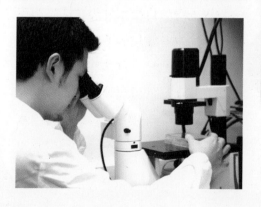

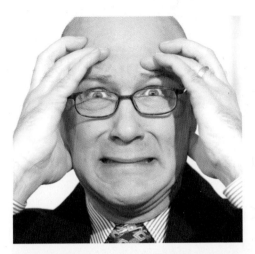

年人居多，50 岁以上者高达 15% 左右。秋冬季节为发病高峰。慢性支气管炎的病因到现在还没有完全清楚，据国内外调查与研究发现，是多种因素长期互相作用的结果。就外因而言，粉尘、大气污染、刺激性烟雾、长期吸烟等慢性刺激是主要病因之一。气候寒冷，过敏因素也是发病的外部诱因。

慢性支气管炎的发病除外界因素之外，与机体的内在因素也有一定关系。

1 呼吸道局部防御及免疫功能降低

正常人的呼吸道对吸入空气具有过滤、加温和湿润的作用；气管、支气管黏膜的纤毛运动、咳嗽、反射等能排除异物和过多的分泌物；肺泡中的巨噬细胞和细支气管能吞噬和消灭入侵细菌；下呼吸道的分泌物中还存在分泌型免疫球蛋白，有抗病毒和抗细菌的作用，因此，下呼吸道能保持无菌状态。若呼吸道局部的防御功能减弱，免疫球蛋白减少，组织退行性改变，肾上腺皮质激素分泌减少或呼吸道防御功能退化，单核吞噬细胞系统功能衰退等，易受病原微生物的感染而患本病。

2 神经因素

临床观察和动物实验表明，自主神经功能失调是慢性支气管炎病理改变的另一种原因。动物实验表明，以毒扁豆碱和二异丙氟磷酸使副交感神经处于持续兴奋状态，可见呼吸道的杯状细胞分泌亢进；注射拟胆碱药匹罗卡品后，胆碱能使神经功能亢进，黏液腺和混合腺泡的比例增高；使用抗胆碱药后，上述比例降低至正常。临床上常见轻度的刺激，如烟雾、灰尘等可引起慢支患者剧烈咳嗽和喘息发作。自主神经功能检查也发现大多数慢支患者有自主神经功能失调现象。用药物有效地调节神经功能，可改善慢支的病情，例如应用抗胆碱类药物在临床上便可收到良好效果。

此外，上呼吸道病灶和遗传因素与慢性支气管炎的发生、发展也有一定关系。

怎样判断慢支病情的轻重

慢性支气管炎的主要症状是咳嗽、喘息、咳痰。判断慢支病情主要根据症状、体征及实验检查、胸部 X 线和肺功能检查等。

1 喘 息

（1）轻度　喘息偶有发作，程度轻，不影响睡眠及活动。

（2）中度　病情介于轻度和重度之间。

（3）重度　喘息明显，不能平

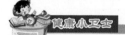

慢性支气管炎的养生原则

1. 预防感冒：避免感冒，能有效地预防慢性支气管炎的发生或急性发作。

2. 饮食调养：饮食宜清淡，忌辛辣荤腥。应戒烟多茶，因为吸烟会引起呼吸道分泌物增加，反射性支气管痉挛，排痰困难，有利于病毒、细菌的生长繁殖，使慢性支气管炎进一步恶化。茶叶中含有茶碱，能兴奋交感神经，使支气管扩张而减轻咳喘症状。

3. 腹式呼吸：腹式呼吸能保持呼吸道通畅，增加肺活量，减少慢性支气管炎的发作，预防肺气肿、肺源性心脏病的发生。具体方法：吸气时尽量使腹部隆起，呼气时尽力呼出使腹部凹下。每天锻炼 2～3 次，每次 10～20 分钟。

4. 避毒消敏：有害气体和毒物如二氧化硫、一氧化碳、粉尘等会使病情加重，家庭中的煤炉散发的煤气能诱发咳喘，居室应注意通风，厨房应装置脱排油烟机，以保持室内空气新鲜。寄生虫、花粉、真菌等能引起支气管的特异性过敏反应，应保持室内外环境的清洁，及时清除污物，消灭过敏源。

5. 冬病夏治：在夏季大暑天用消喘膏外贴能起到防病治病的作用。具体做法：将消喘膏外敷于大椎穴、天突穴、肺俞穴、膻中穴。每次敷贴 2 天，间隔 3～5 天换药 1 次，敷贴 3 次为 1 个疗程，每年 1 个疗程，连续 3 个夏季敷贴。

6. 适当休息：发热、咳喘时必须卧床休息，否则会加重心脏负担，使病情加重；发热渐退、咳喘减轻时可下床轻微活动。平时应参加适量活动或劳动。

7. 坚持锻炼：可根据自身体质选择医疗保健操、太极拳、五禽戏等项目，坚持锻炼，提高机体抗病能力，活动量以无明显气急、心跳加速及过分疲劳为度。

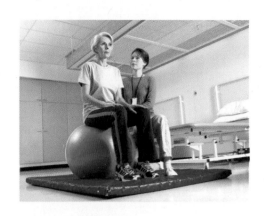

卧，影响睡眠及活动。

2 哮鸣音

（1）小量　偶可闻及或在咳嗽、深呼吸后出现。

（2）中量　散布。

（3）大量　满布。

3 咳 嗽

（1）轻度　白天间断咳嗽，不影响正常生活和工作。

（2）中度　咳嗽较多，但不影响睡眠。

（3）重度　昼夜咳嗽频繁或阵咳，影响工作和睡眠。

4 咳 痰

（1）小量　昼夜咳痰 9 ~ 49 毫升，或夜间及晨咳痰 5 ~ 26 毫升。

（2）中量　昼夜咳痰 50 ~ 99 毫升，或夜间及清晨咳痰 26 ~ 49 毫升。

（3）大量　昼夜咳痰 99 毫升以上，或夜间及清晨咳痰 49 毫升以上（对痰液性状及颜色等应加以观察和记录）。

5 气 急

（1）I 级　登楼感到胸闷气急，还能胜任日常工作，不过容易疲劳。

（2）II 级　用一般速度走路会出现气急，虽能勉强工作，但在冬季往往因气急加重而需要更多休息。

（3）III 级　穿衣、洗脸、说话和大便等日常生活动作时会气急败坏，不能参加工作，劳动力基本丧失。

（4）IV 级　静息时亦有气短，劳动力全部丧失。

单纯型慢性支气管炎的病情判断：咳嗽、咳痰两项中任何一项够重度者为重度；够中度者为中度；其余的为轻度。

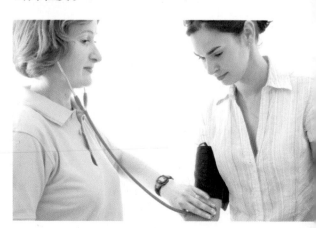

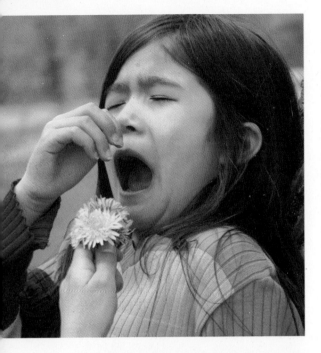

喘息型慢性支气管炎的病性判断：咳嗽、咳痰、喘息、哮鸣音四项同时存在，以喘息的病情分度为主，即喘息重度者为重度，喘息中度者为中度，喘息轻度者为轻度。

如何看待慢支咳嗽

长期、反复、逐渐加重的咳嗽是慢支的突出表现。早期多为晨间咳嗽及白天咳嗽，随着病情发展，夜间咳嗽也日益严重；早期多为单声洪亮的咳嗽，晚期则呈声微气弱的连发性咳嗽。轻者仅在冬春季发病，夏秋季节咳嗽减轻或消失；重者长年均咳，冬春季尤剧。急性发作期咳嗽更是严重。

罹患慢支时，支气管壁浸润着各种炎症细胞，并见水肿、充血和纤维组织增生。同时，各级支气管的黏膜下层分布的浆液腺泡和混合腺泡数均相应减少，而黏液腺泡明显增多。由于炎症对支气管壁的刺激及痰量的增加，致使慢性支气管炎患者经常咳嗽。患者在咳嗽时多有痰液咳出，早期多为灰白色的黏液痰，晨起较多；进而痰液呈浆液黏液性痰，量较多且有时混合泡沫。这是因为痰中含有大量酸性糖蛋白纤维的缘故。当伴有急性呼吸道感染时，痰量常常增多，黏稠度增加或呈黄脓性棕褐色，甚至草绿色或带有血丝等，这是由于不同的细菌感染所致。黄色脓性痰多为金黄色葡

名家诊答

慢性支气管炎的诊断标准是什么？

1. 咳嗽、咳痰或伴喘息，每年发病3个月，连续2年或以上者；

2. 每年发病不足3个月，而有明确的客观检查依据（如X线、呼吸功能测定等）者亦可诊断；

3. 能排除其他心、肺疾病（如肺结核、哮喘、支气管扩张、肺癌、心脏病等）者。

萄球菌感染，棕褐色胶冻样痰多为克雷白杆菌感染，草绿色脓痰多为绿脓杆菌感染，鲜红色血丝痰主要是由于炎症损伤了毛细血管，增加了它们的通透性，从而引起血液渗出所造成的。

如何看待慢支喘息和气短

早期病例没有喘息与气短，当病变引起细小支气管的广泛损害，出现发作性的痉挛，可引起喘息发作，或因为明显的阻塞性通气功能障碍，出现活动时的呼吸困难，这是由于腺体增生肥大的缘故。分泌物增多，黏膜上皮细胞的纤毛受到破坏，纤毛变短且参差不齐或稀疏脱落，纤毛的清除功能削减，痰液不易排出，再加上气

管壁受炎症刺激、破坏，肉芽增生、机化，支气管软骨萎缩变性，部分被结缔组织取代。支气管壁的支撑力减弱，呼气时易闭陷，导致管腔狭窄，痰液阻塞，造成呼气不畅。气喘时肺部听诊有哮鸣音，临床称为喘息型慢性支气管炎，它一般无典型支气管哮喘的发作表现。

如何看待慢支反复感染

在气温骤变或寒冷季节，常反复发生呼吸道感染。此时患者气喘加重，痰量增多且呈脓性，并伴有畏寒、发热、全身乏力症状。肺部出现湿性啰音，白细胞总数增加。为什么慢性支气管炎患者会出现反复感染呢？这是因为支气管黏膜长期慢性发炎变性，纤毛的消除作用受损，分泌物引流不畅，致病菌容易侵入所致。

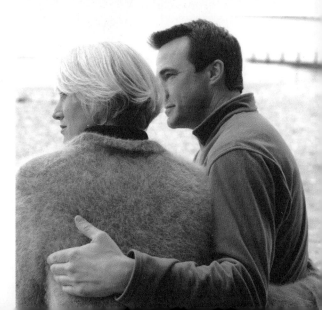

慢性支气管炎患者常有呼吸不畅、胸闷、容易疲劳和盗汗等症状，有些患者还有多梦、头昏、失眠、易怒、烦躁等自主神经功能紊乱的症状。

慢支一般在什么季节发病

慢性支气管炎的发病及急性发作常与寒冷气候有关，一般见于冬季或春季。

医学数据表明，慢支患者中寒冷及受凉为发病诱因者占52%左右。动物实验证明，寒冷刺激可使大白鼠支气管杯状细胞增生，黏液分泌增加，上皮纤毛运动受抑制，输送黏液功能降低，使黏液潴留，吞噬细胞的功能和肺的排菌功能都有所减弱，使上呼吸道细菌易于侵入下

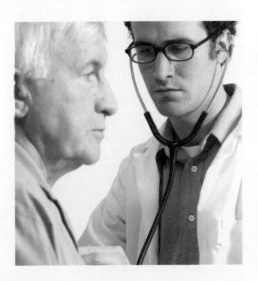

呼吸道而发生感染。

寒冷会导致黏膜小血管收缩，使吸入的气体湿化不足，而温度愈低，含水分愈少，使支气管分泌物干黏，排出困难，从而有利于病菌生长繁殖。再者，寒冷刺激支气管黏膜，会使黏液腺分泌增加，支气管平滑肌痉挛，分泌物排出困难而导致症状加重。因此，在冬季气温低或温差大，雨雪稀少时，慢性支气管炎患者发病或症状加重的情况增多。

慢支为什么总是找老年人的麻烦

老年人容易患上慢性支气管炎主要有以下几个方面的原因：

1 生理调节功能减弱

随着年龄的增加，人体生理调节功能逐渐减弱，使上呼吸道对外来刺激的防御能力降低，从而导致下呼吸道损害。

2 呼吸组织退化

老年人随着年龄的增高，肺活量、肺血流量明显减少，呼吸功能储备逐渐缩小，肺内残气量逐渐增多，加之老年人骨骼的变化，胸部变硬，肺组

织弹性减弱，肺泡、毛细血管减少以及支气管黏膜及黏液腺萎缩等，逐渐降低了老年人对外源性和内源性致病因素的抵抗能力。

3 肾脏功能衰退

老年人各个脏器的功能均会有不同程度的衰退，肾上腺皮质及性腺功能下降，其激素分泌减少，常致呼吸道黏膜纤毛上皮细胞的萎缩与脱落，影响呼吸道清除异物与抗炎的功能。

4 免疫功能下降

老年人的免疫功能明显下降，如老年人血清备解素的含量比青年人低，T细胞的数量也偏少，使抗感染能力下降，从而易发生反复感染，使组织受损，炎性的增生不断进行，最终造成气管管腔狭窄，引流不畅，通气障碍。

5 心血管系统改变

如果出现像动脉硬化一类的心血管系统改变，就会影响支气管及肺的血液供应，导致肺功能减退以及全身性功能衰退、老化，支气管容易发生感染也就不奇怪了。

6 呼吸道所受刺激机会多

年龄越大，呼吸道受到各种理化

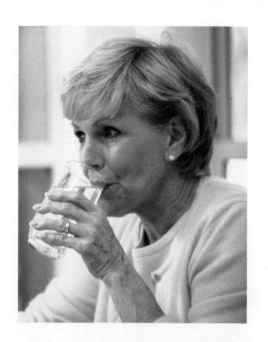

因素、过敏因素、气候变化等外界刺激的机会也越多，呼吸道的损害也会增多，当然就容易发生慢性支气管炎了。

怎样避免慢支并发症

慢性支气管炎的病程可长达几十年，若能在早期采取一些措施，如消除或减少外界的理化因素、过敏因素及微生物的慢性侵袭；戒烟；在寒冷季节或气候骤变时注意保暖，避免受凉，预防感冒；改善环境卫生，做好防尘、防毒、防大气污染等工作，加强个人劳动保护等，则有可能避免或推迟肺气肿、肺心病等并发症的发生。一旦发生严重的肺气肿及肺心病，则会危及生命。

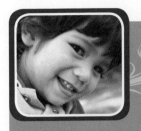

哮 喘

支气管哮喘，是由多种细胞特别是肥大细胞、嗜酸性粒细胞和 T 淋巴细胞参与的慢性气道炎症。

什么是哮喘

支气管哮喘，是由多种细胞特别是肥大细胞、嗜酸性粒细胞和 T 淋巴细胞参与的慢性气道炎症；在易感者中此种炎症可引起反复发作的喘息、气促、胸闷或咳嗽等症状，多在夜间或凌晨发生；此类症状常伴有广泛而多变的呼气流速受限，但可部分地自然缓解或经治疗缓解；此种症状还伴有气道对多种刺激因子反应性增高。

哮喘患病率的地区差异性较大，各地患病率约为 1% ~ 13% 不等。

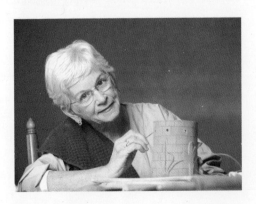

我国近年上海、广州、西安等地抽样调查结果显示，哮喘的患病率约为 1% ~ 5%。全国五大城市的资料显示 13 ~ 14 岁学生的哮喘发病率为 3% ~ 5%，成年人患病率约为 1%。男女患病率大致相同，约 40% 的患者有家族史。发达国家的患病率高于发展中国家，城市患病率高于农村。

哮喘与温度有何关系

医学数据分析表明，在我国华东地区有半数以上的哮喘患者集中在每年的 4 月下旬至 5 月、9 月下旬至 10 月左右发作。

如果以平均气温来划分季节，平均气温在 10 ~ 20℃ 之间为春秋季，那么，哮喘正好发于春秋季，特别以秋季的发病率更高。国外有人对 351 例哮喘患者的病例进行了分析，也证实秋季更易发作，春季次之。根

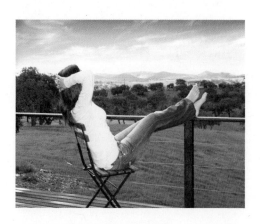

据有关专家多年的观察，发现哮喘患者最容易发病的时间，是在日平均气温 21℃左右的日子里，这时大约有 70% 以上的哮喘患者会发病。日均气温 21℃正好相当于春、夏、秋季节交替之时，上半年是春末夏初，下半年是夏末秋初。前者在日平均气温 15 ~ 21℃，哮喘患者逐渐增多，到 21℃时达最高峰。超过 21℃时，患者逐渐减少；后者在日均气温 25℃逐渐下降到 21℃，随着气温的下降而患者逐渐增多，至 21℃时达最高峰。当气温进一步下降时，哮喘患者又逐渐减少。以上说明，哮喘患者对气温的转变特别敏感，日平均气温 21℃左右时，大气中的花粉、尘螨浓度的改变与哮喘发病也有一定的关系。资料显示，在连续多年对黑龙江北部地区 211 名哮喘患者的观察研究中，发现其中 152 名吸入型与混合型哮喘患者，在 5 月份发病，与该地区空气中花粉分布的季节性峰值相一致。入秋后，空气中花粉浓度虽不高，但含尘螨数量增加，同样会使哮喘患者明显增加。

综上所述，哮喘发病的季节性变化，非单一因素所导致，可能是某些过敏因素或其他非过敏源与气候气温的改变等综合作用的结果。

哮喘与湿度有何关系

很久以前就有人发现，在潮湿气候环境居住的人，哮喘的发生率明显增加。这是为什么呢？原来，湿度太高可影响体表水分的蒸发，因此加快呼吸以起到代偿作用，这对哮喘患者是有害的；而另一方面，湿度太低，又可使呼吸道黏膜干燥而引起哮喘发作。一般认为最理想的湿度应为 45% 左右。迄今尚难解释清楚高湿度激发哮喘的根本原因，但可以理解细菌及霉菌在潮湿的空气中更容易生长繁殖，使患者容易感染；另一方面灰尘中的细菌、霉菌及螨等因容易生长繁殖而更具抗原性，对哮喘患者更为不利。

哮喘与气压有何关系

我们常常看到，哮喘患者在气压

低的时候,感到胸闷、憋气,甚至喘息,这是怎么回事呢?原来人体的机能是随着大气的变动而发生变化的,气压的突然下降可使支气管黏膜上的细小血管扩张,尤其是哮喘患者的血管舒张性极不稳定,结果可使分泌液增加,支气管腔穿孔及痉挛等。气压低时各种过敏源如花粉、细菌、霉菌、灰尘及工业性刺激物不易飘散或高飞,因此容易被吸入,这样,哮喘患者在气压低时就容易发病。不过,如果是在高山上,虽然气压低,但空气畅通,飞扬物较少,哮喘患者却并不容易发生哮喘。

儿童为什么易患哮喘

哮喘为儿童时期最常见的呼吸道变态反应性疾病。根据国内外很多学者的调查报告显示,有半数左右的哮

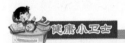

哮喘会遗传吗?

国内外许多研究者认为,支气管哮喘有一定的遗传倾向。我们常常看到哮喘患者有家族及个人过敏史,如过敏性鼻炎、荨麻疹、婴儿湿疹等,他们比一般群体的患病率高,特异性体质者及其第一级亲属中则尤为明显。国外有人调查了200例哮喘患者的1696名亲属,哮喘的患病率为6.66%;而对照组306例正常人的2123名亲属中,哮喘的患病率仅为1.02%。河南省某医院1992年对564例哮喘患者进行了病史分析,具有家族过敏史者281例,占50.9%;其中以哮喘最多,达210例,占37.7%。其次为荨麻疹、过敏性鼻炎。有关专家于1994年又调查了患儿童哮喘及正常者各402例,也证明了哮喘组有明显的家族过敏史及哮喘史。在上述的许多例子中,哮喘患者的亲属并无其他过敏史,但家族哮喘史高于其他群体。由此可见,哮喘不仅会遗传,而且有不同的遗传方式。

早期研究认为,哮喘是常染色体显性遗传病,后来有人陆续提出是常染色体隐性遗传病,外显不全的常染色体显性遗传病和多基因遗传病。国内也有一些医学组织认为内源性哮喘是一种常染色体隐性遗传病,外源性哮喘是遗传度在68%左右的多因子遗传病。现在看来,哮喘可能不是一种单质性遗传病,而是多因性和异质性疾病。它可能包括好几种不同的类型和层次,分别由不同的遗传机制控制。

目前大多数人倾向认为哮喘是一种多基因遗传病,其遗传度在76%左右。

喘患者均在儿童时期发病，且男性明显多于女性，约为 1.5 ：1 ~ 3.3 ：1。

那么，儿童为什么易患哮喘呢？

1 呼吸道抵抗力弱

儿童的身体尚未发育成熟，上呼吸道的管腔较细，软骨较柔弱，弹性也不是很好，黏膜分泌液不足，纤毛运动力弱，其呼吸道的清除功能比成人差；同时，婴幼儿体内缺乏免疫球蛋白 A，一般到 12 岁左右才能达到正常成人的含量，而且过敏体质家族中出生的婴儿免疫球蛋白 A 就更为缺乏。因此，其呼吸道抵抗力较弱，易引起感染，这就成为诱发儿童哮喘的重要因素。

2 对外界环境敏感

儿童对外界环境的变化很敏感，适应性不强，一方面表现在对寒冷季节的适应能力差，由于冷空气刺激或气压降低，常可直接诱发哮喘；另一方面表现在对周围环境很敏感，强烈的情绪变化亦可诱发哮喘的发作。

3 特殊生理机制

儿童剧烈运动时或运动后，由于短时间内从肺泡经呼吸道呼出或损失大量的水分，大量细胞产生并释放出能使平滑肌收缩的介质，导致反射性支气管痉挛而出现哮喘。

此外，由于某些特异性体质的患儿气管反应性高，一旦接触到抗原物质，甚至接触到烟雾灰尘，都可反射性地引起咳嗽和刺激神经而产生支气管痉挛。而且 3 岁以内的儿童，较容易对螨敏感，可能因过敏反应而转变为哮喘发作。

哮喘为什么在春秋两季呈多发状态

哮喘病一年四季均可发作，但医学调查表明，一般在春秋两季呈多发状态。常见的原因有：

1 气温变化较大

气温忽冷忽热，容易导致伤风感冒，尤其上呼吸道感染极为严重，而

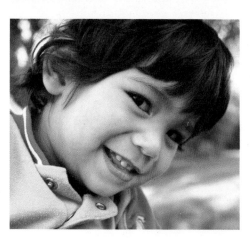

大多数哮喘发作往往是在上呼吸道感染以后引起的。

2 花草树木茂盛

某些花草树木散放出的风媒花粉，飘浮在空气中，许多过敏体质的人吸入后便引起打喷嚏、流鼻涕、鼻痒及咳嗽等，以后逐渐引起哮喘，原患哮喘者则被诱导发作。

3 螨的作祟

灰尘中存活着一种叫螨的小虫，螨在空气湿度较高及一定的温度时（25～30℃）容易生长繁殖，因此春末夏初及夏末秋初哮喘患者发作增多。

★ 专家提醒

吸入疗法用于治疗哮喘的优点

1. 使用方便

比较常用的定量手控气雾剂或干粉吸入剂在按压阀门或用力吸气的瞬间，即可完成给药过程，与口服药剂相比，无疑是方便了许多。使用吸入疗法时当然不会像注射给药那样要求严格消毒，也没有注射疼痛和偶尔引起局部硬结或肿痛的缺点。

2. 安全度高

使用吸入疗法时，药物直接作用于气道局部，所用的治疗剂量和用静脉注射、口服时的治疗剂量之比见下例。三种给药途径各用100个单位的药物相比。

简单举例： 以沙丁胺醇（舒喘灵）为例， 口服和注射首次量为2～4毫克， 而吸入气雾剂的用量仅为0.1～0.2毫克，仅是口服量的1/20和注射量的1/5～1/3，吸入剂量远比口服或注射量少，当然药物的不良反应也就随之明显减少。

3. 起效迅速

药物以微粒状进入呼吸道，可直接作用于呼吸道表面的药物受体，而且作用面积大、转运距离短和血运丰富。因此， 起效迅速， 可收到良好疗效。

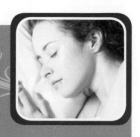

肺气肿是指终末细支气管远端（呼吸细支气管、肺泡管、肺泡囊和肺泡）的气道弹性减退，过度膨胀、充气和肺容积增大或同时伴有气道壁破坏的病理状态。

肺气肿

肺气肿是怎么一回事

肺气肿是指终末细支气管远端（呼吸细支气管、肺泡管、肺泡囊和肺泡）的气道弹性减退，过度膨胀、充气和肺容积增大或同时伴有气道壁破坏的病理状态。按其发病原因，肺气肿可分为如下几种类型：老年性肺气肿、代偿性肺气肿、间质性肺气肿、灶性肺气肿、旁间隔性肺气肿、阻塞性肺气肿。

肺气肿是如何引起的

哮喘、支气管扩张、慢性支气管炎、尘肺和慢性纤维空洞型肺结核等，都能引起细支气管炎，造成呼吸障碍，导致慢性阻塞性肺气肿，其中以慢性支气管炎为最主要的致病因素。其发病机理为：

1 细支气管不完全阻塞

各种外界致病因子的长期刺激，

引起支气管黏膜充血水肿，且分泌物增多变稠，管壁软骨遭到破坏，管腔狭窄。造成气道不完全阻塞，并产生单向活瓣作用，吸气时空气进入肺泡

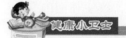
健康小卫士

注意防范哮喘引起的呼吸衰竭

哮喘急性发作时，由于支气管痉挛，痰堵塞，引起肺内通气与血流比例失调。同时由于膈肌负荷增加，使通气动力下降，从而造成通气不足，出现缺氧和二氧化碳潴留，导致呼吸衰竭。

患者表现为喘息明显，紫绀，大汗，血压下降，手足冰凉，呼吸微弱甚至暂停，不省人事，大小便失禁。动脉血气分析为严重的缺氧、二氧化碳潴留和酸中毒，氧分压小于8.0千帕（60毫米汞柱），二氧化碳分压大于6.67千帕（50毫米汞柱）。支气管哮喘急性发作合并呼吸衰竭属重症哮喘范畴，需立即救治。

防治肺气肿刻不容缓

慢性阻塞性肺气肿是由慢性支气管炎引起的，有不同程度的气道阻塞，终末细支气管远端的气腔过度膨胀，并伴有气道壁的破坏。

本病为慢性病变，病程长，一旦形成，肺组织的破坏是不可逆且难以修复的，严重影响患者的工作和生活。近年来，随着大气污染的加重，吸烟人数的飙升，该病的患者数也呈上升趋势，因此，我们应该积极行动起来，拒绝吸烟，有效地治理环境，最大限度地减少肺气肿的发病。已患病者也不要悲观绝望，一定要经常检查身体，有效预防感染，以期减缓疾病的进程，提高生活质量。

容易，而呼出困难，致使肺泡内气体潴留，压力增高，过度膨胀。

2 肺泡弹性减低

组织结构破坏，过度膨胀的肺泡，压迫于肺泡间隔，加以局部炎症的直接侵蚀，使肺泡间毛细血管遭受破坏，肺泡壁的血供应减少，营养缺乏，导致肺泡弹性降低，组织结构破坏，从而造成肺泡破裂并形成肺大泡。长此以往，受损范围扩大，形成肺气肿。

3 弹性酶及其抑制因子失衡

近年来有学者认为人体内存在着弹性酶和弹性抑制因子。弹性酶能够分解弹力纤维，不过在正常情况下，机体内的弹性酶抑制因子能够抑制此酶的活力，使弹性酶和其抑制因子处

于平衡状态，从而避免发生肺气肿。当呼吸道受到感染或受到理化因素刺激时，中性粒细胞和肺巨噬细胞、细菌和真菌等病原体释放蛋白水解酶，当超过弹性酶抑制因子的抑制作用时，就会引起弹力纤维的分解增加，从而形成肺气肿。

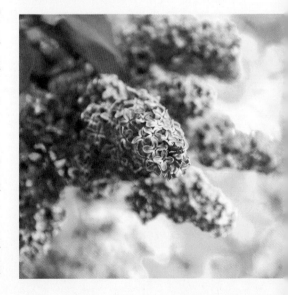

肺气肿患者有什么样的症状

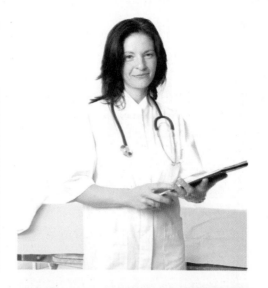

在肺气肿的急性发作期，可并发呼吸衰竭或右心衰竭而出现呼吸衰竭、心力衰竭等相应的症状。肺气肿患者还有一个明显的特征，即患者的胸廓前后径增长，接近左右横径，外观呈圆桶状。

肺气肿怎么分型

1 支气管炎型

此型支气管炎病情严重，黏膜肿胀，黏液腺增生，肺气肿病变较轻。患者常有多年吸烟史及慢性咳嗽、咳痰史。一般表现为肥胖、面唇紫绀、颈静脉怒张、下肢臁肿。查体有两肺气肿征象。此型易反复发生感染，可发展为呼吸衰竭或右心衰竭。

2 肺气肿型

又称红喘型。此型肺气肿病情严重。支气管病变不甚严重，主要病理改变为全小叶性或伴小叶中央性肺气肿。发病多见于年老、消瘦、无紫绀、呼吸明显困难者。临床表现为：双肩高耸，双臂扶床，呼气时两颊鼓起以及缩唇，呈喘息外貌，故名红喘型。胸片见双肺透明度增加，易发生过度通气。

3 混合型

临床表现不具备典型的支气管炎型或肺气肿型特点，两型表现混合出现，无明显特征者为混合型。

肺气肿有什么样的病理表现

1 通气功能障碍

早期病变多见于细小气道，仅闭合容积增大。动态肺顺应性降低，静态肺顺应性增加。病变若进一步发展，由于细小支气管的不完全阻塞，气道阻力增加，即可发生通气功能明显障碍，如第一秒用力呼气容积、最大呼气中期流量、最大通气量均降低。随着病情的发展，肺组织的弹性日益降低，肺泡持续扩大，回缩障碍，则残气容积占肺中气体总量的百分比增加。

2 换气功能障碍

肺气肿严重时肺泡壁因内压升高而大量破裂，形成肺大泡，肺毛细血管床因受压而退化，气体弥散面积减少。此时部分肺区虽有通气，但肺泡壁无血液灌流，导致无效腔增大；部分肺区虽有血液灌流，但肺泡通气不良，不能参与气体交换，从而导致通气与血流比例失调。

通气和换气功能障碍，可引起缺氧。缺氧早期二氧化碳的弥散力比氧气大 20 倍，不致发生潴留。晚期由于缺氧引起肺小动脉痉挛以及肺毛细

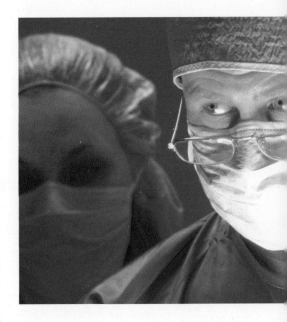

血管床明显减少，红细胞增多，血液黏稠度增加，肺动脉压增加，右心负荷加重从而使右心室变得肥厚，最终导致慢性肺源性心脏病。

肺气肿会引发自发性气胸吗

肺气肿患者因其呼吸性细支气管、肺泡管、肺泡囊和肺泡扩张，形成许多大小不等的大泡，肺泡孔扩大、肺泡壁破坏形成肺大泡，位于胸膜下的肺大泡因剧烈咳嗽、用力过度等原因而破裂。使空气进入胸膜腔而发生自发性气胸。此时并发气胸因肺功能基础差，即使气体量不多也应积极抢救，因肺气肿存在，临床检查时体征不典

型，如出现突然加剧的呼吸困难，并伴有明显的胸痛、紫绀时，听诊时呼吸音减弱消失，叩诊时鼓音明显，应立即做X光检查确诊，以便积极抢救。

肺气肿会不会引发呼吸衰竭

肺气肿患者终末细支气管及肺泡扩张，使残气容积与肺总量之比高于正常比例。通气功能减退，通气与血流比例减低。有效气体交换面积减少，再加上如呼吸道感染、分泌物黏稠潴留等诱因进一步影响通气换气功能，致使呼吸中枢兴奋度降低；过量使用镇静剂使呼吸中枢受到抑制，通气换气功能被进一步削弱，二氧化碳大量潴留，缺氧严重，从而引发呼吸衰竭。

肺气肿会不会引发胃溃疡

答案是肯定的，不过目前并发胃溃疡的机理尚不明确，可能与肺气肿患者的消化道黏膜长期慢性缺氧而致消化道黏膜屏障功能减弱有关。

肺气肿会不会引发肺心病

肺气肿患者长期慢性低氧血症及二氧化碳潴留，肺泡毛细血管血流量减少，毛细血管床破坏，引起肺动脉高压，右心室收缩期负荷加重，逐渐出现右心室肥大从而形成慢性肺源性心脏病，又称阻塞性肺气肿性心脏病，简称肺心病。如果急性感染进一步加重缺氧症状，增加心脏负荷，甚至还会诱发右心衰竭。

肺气肿对睡眠有障碍吗

正常人睡眠时由于迷走神经张力增高，呼吸心跳可稍有减慢，通气稍有降低，而肺气肿患者睡眠时已降低的通气会降得更为明显，使缺氧进一步加重，有可能诱发心律紊乱、肺动脉高压等病症。因而，对睡眠有很大的影响。

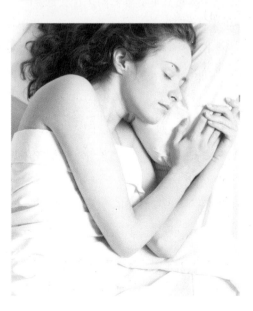

名家诊答

肺气肿患者如何进行自我保健？

1.对引起此病的原发病，如气管炎、慢性支气管炎、支气管哮喘和矽肺等，要积极防治。此病由于肺功能受损害，影响身体健康及抵抗力，并且两者互为因果，所以，平时注意调养，增进身体健康及抵抗力，是改善肺功能的根本方法，同时要树立治愈的信心，明确此病不是不治之症。

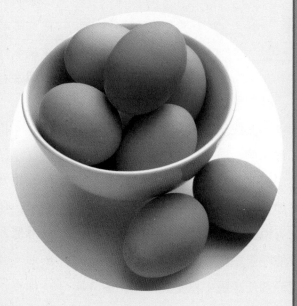

2.根据患者体力，可积极参加一些适当的体育活动。如慢跑是一种最完整的全身性协调运动，能增加肺活量和耐力，慢跑时维持呼吸均匀，可使足够的氧气进入体内。太极拳、柔软操、步行等都能增进身体健康，凡多年坚持锻炼的患者，比多休息少运动者更能保持健康。

3.肺气肿患者冬季最怕冷，也很容易患感冒，每次呼吸道感染后症状加重，肺功能亦受影响，进行耐寒锻炼可以提高患者的抵抗力。春季宜用两手摩擦头面部及上下肢暴露部分，每日数次，每次数分钟，摩擦至皮肤微红为好，夏天在室内用冷毛巾擦全身，每日1～2次。秋后改用冷水擦脸。这样经耐寒锻炼后，可减少罹患感冒、呼吸道感染的机率。

4.肺气肿患者在肺部感染时，一定要卧床休息，遵照医嘱积极抗炎，解痉平喘，按时服药。时补不可操之过急，原则上以祛邪为主。感染控制后可逐步调补，若平时体倦乏力，易患感冒，属肺气虚者，可选用黄芪、人参、防风、白术等以补益肺气。

5.注意营养，提高机体抵抗力。适当选用蛋白质含量较高又有丰富维生素的食品，如奶制品、蛋类、肉汁等。平素饮食宜清淡，不宜过咸，并要定时定量。多吃蔬菜水果，少食海鲜之类，如海虾、黄鱼、带鱼等。还要戒酒戒烟。

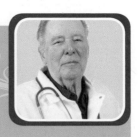

气　胸

气胸是指空气进入胸膜腔使胸膜腔内积气的现象。胸膜腔由壁层胸膜（紧贴于胸壁内侧）和脏层胸膜（紧贴于肺组织表面）共同包绕而成，为不含空气的潜在的密闭空腔。

气胸有哪些种类

正常情况下，胸膜腔内没有气体，只有少量液体（约3～15毫升）以保持胸膜滑润，维持其正常功能。靠肺脏内收和胸壁外展，胸膜腔内经常保持负压，当肺组织及其脏层胸膜破裂，或胸壁及壁层胸膜被穿透，空气进入胸膜腔，即形成胸膜腔内积气。主要症状为突然发作的胸痛，并放射到患侧的肩部或臂部，伴有呼吸困难。

气胸可分为创伤性气胸、人工气胸及自发性气胸三种。

1　创伤性气胸

因脑部穿透性外伤，多合并肋骨骨折，由骨折刺伤胸膜或针刺性治疗、外科手术等引起。

2　人工气胸

过去多用于肺结核性空洞的肺萎缩治疗，现已少有。

3　自发性气胸

多由慢性肺部疾病引起肺脏下层胸膜破裂，空气进入胸腔而形成。不过，也有部分自发性气胸还找不出原因，临床上称之为特发性气胸。

如何解读气胸症状

气胸症状是否严重，取决于空气进入胸腔的快慢、肺部压缩的程度及肺部原有病变的损害程度；气胸急骤

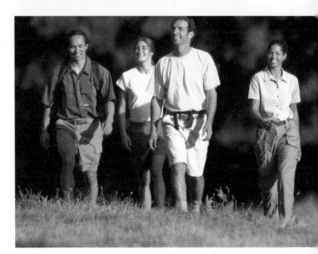

气胸患者的救护措施

1.气胸发生后应立即安静休息，家中备有氧气的可以吸氧。症状轻者无需特殊治疗，可让进入胸膜腔的空气慢慢吸收，伤口逐步愈合。但应去医院检查找出病因，进行治疗。

2.有严重的呼吸困难，明显紫绀、胸痛的患者，则不能拖延，必须立刻送就近医院做胸腔穿刺抽气，然后持续闭式引流24～72小时，直至胸膜裂口闭合，空气不能进入胸膜腔，萎陷的肺组织重新膨胀，换气功能恢复正常为止。

3.紧急简易排气法：病情急重，无专用设备情况下，可利用平时注射用的针头，连接50～100毫升的注射器（消毒后使用），进行胸腔穿刺抽气。穿刺部位在气胸一侧第二肋间隙与锁骨中线相交处，在叩诊为鼓音处进针较安全，针头刺入胸腔内，空气立即从针头处喷出，推动注射器针栓，排气后患者呼吸困难迅速减轻。一般先排气1～2毫升，然后再进行其他处理。

发作者较多，部分患者在一次咳嗽之后，用力屏气或近期急性呼吸道感染而诱发突然胸痛，有时胸痛甚为剧烈，向上腹、肩、颈等部位放射，20个小时左右后缓解，而气短、刺激性干咳仍存在，大多数气胸发作无明显诱因。也有部分患者发病缓慢，甚至因进入胸腔的气量很小，仅在X线胸透或摄片时才发现有气胸，一般这种气胸肺压缩小于30%。其中以张力性气胸发病最为凶猛，表现为突然气促，气急，严重呼吸困难，甚至令人难以忍受；因纵隔移位，单侧肺部完全被压缩，导致患者大汗淋漓，身向前倾，被动体位可出现发绀，严重的可能发生虚脱，意识丧失。

气胸有哪些临床类型

根据胸膜破裂情况和胸腔内压力的变化，气胸可分为以下临床类型：

1 闭合性气胸

胸膜裂口较小，空气由口进入胸

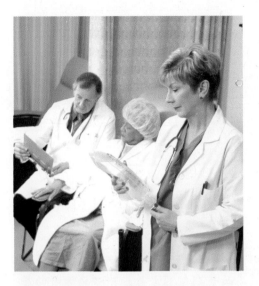

膜腔，腔内压力增高，致肺萎陷，裂口自行闭合，气胸不再发展，胸膜腔内的气体逐渐被吸收。胸膜腔呈低度正压或仍为负压，抽出部分气体后，胸膜腔内的压力降低，停止抽气后压力不增加，这类气胸预后好。

2 开放性气胸

胸膜裂口较大，或因胸膜粘连的牵引不能因肺收缩而关闭，它一边被收缩的肺牵拉，另一边被胸膜粘连牵拉。于是裂口与支气管相通形成支气管胸膜瘘，空气由此瘘随呼吸自由出入胸膜腔，使胸膜腔与大气相通，胸膜腔内的压力在"0"上下波动。抽气后短时间内为负压，很快又恢复到原来"0"的压力，这类气胸因与支气管相通很容易造成感染形成脓气胸。

3 张力性气胸

裂口呈活瓣性，吸气时裂口张开，气体进入胸膜腔，呼气时裂口关闭气体不能排出，胸膜腔压力增高，超过大气压，抽气后压力迅速下降又很快恢复到正压。此类气胸不仅使同侧肺完全萎缩，而且将纵隔推向对侧，压迫对侧的肺脏和大静脉血管，使回心脏血量减少，心脏排血量下降，患者除有严重的呼吸困难外，尚有循环障碍，若不及时抢救可危及生命。胸膜腔压力过高时，气体还可通过纵隔间质及颈鞘膜串扩散至颈部引起颈、上胸、上臂及头面部的皮下气肿。

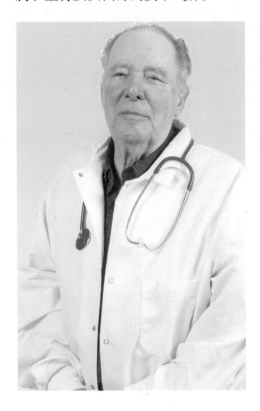

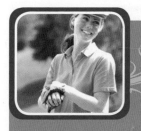

肺心病

肺心病是一种病程进展缓慢的疾病。除原有的肺、胸疾病的各种症状外，主要是逐步出现肺心衰竭以及连累其他器官的征象。

什么是肺心病

肺心病是老年常见病。简单地说就是肺源性心脏病的简称，慢性支气管炎反复发作，支气管黏膜充血、水肿，大量黏液性渗出物阻塞小气道，气道不通畅，造成肺泡间隔断裂，影响气体交换功能，就会出现肺气肿。

肺心病是一种北方寒冷地区的常见病、多发病。患者以40岁以上者居多。本病在我国各地住院人数居各类器质性心脏病的前列。

肺心病是一种病程进展缓慢的疾病。除原有的肺、胸疾病的各种症状外，主要是逐步出现肺心衰竭以及连累其他器官的征象。肺心病死亡率较高，是一种很危险的疾病。肺心病患者一旦出现呼吸衰竭或心力衰竭的症状，应及早就医，以免延误抢救。

肺心病诊断有哪些方面

肺心病的晚期诊断并不困难，而早期却不容易。肺心病诊断的原则是在基础疾病的基础上作物理检查、心电图、心电向量图、X射线胸片、超声心动图、核素心肌显像等，证明有右心室扩大、肥厚或衰竭，或曾有明确的右心衰竭，即可诊断为慢性肺心病。

一般讲，慢性阻塞、肺病性肺心病均合并有呼吸衰竭，故其诊断基础

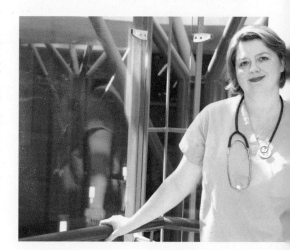

应有低氧血症和（或）高碳酸血症。血气正常不大可能引起肺心病，因此，血气正常的慢性阻塞性肺病患者若确有右心室增大的客观证据，应进一步寻找其他可能引起右心室改变的原因，如肺血栓栓塞等。对肺病合并冠心病、心肌病或风湿性心脏病的患者是否已发展成肺心病，应视其肺功能损伤的程度是否已足以引起低氧血症和（或）高碳酸血症来决定。

慢性阻塞性肺病性肺心病，其肺动脉高压的特点是随病情变化而波动，有很大的可逆性，因此，某些缓解期患者在静息状态下测得的肺动脉压力可能在正常范围内，而客观上却有右心室增大的证据，对这些患者仍应认为其患有肺心病。

心肺功能代偿期的症状有哪些

患者多有长期咳嗽，咯痰病史，反复发作甚至终年不止，冬季感冒易引起急性发作，咳嗽加剧，痰量增多，变为脓性痰。逐渐出现气短，开始只在劳累或上楼时气短，以后发展为经常性气短，甚至休息时也感气短。体检时可见肺气肿体征，胸廓呈桶状。前后径增大，肋骨抬高，肋间隙增宽。

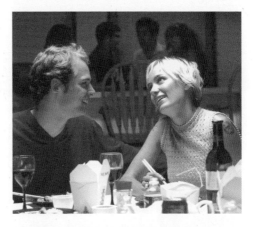

呼吸强度减弱，叩诊肺部过清音、肝浊音界下移、心浊音界缩小甚至消失。听诊双肺呼吸音减弱，肺底有湿啰音或散乱哮鸣音，心音遥远，肺部可见收缩期搏动，肺动脉瓣第二音亢进。

心肺功能失代偿期会引发什么症状

1 呼吸衰竭

早期主要表现为缺氧和二氧化碳潴留的症状。如胸闷、心悸、气短、食欲不振、乏力等。呼吸困难，一般在血氧饱和度小于80%时，出现发绀现象。以舌、口唇或口腔黏膜处较明显。重度缺氧则会出现头痛，烦躁不安，定向力差，神志恍惚，抽搐等。二氧化碳分压过高时则出现头痛、头胀、多汗、神志淡漠、白天嗜睡、夜间失眠以及肌肉震颤、

健康宝典

肺心病患者保健须知

肺源性心脏病简称"肺心病"，是中老年人的常见疾病之一。以下几点供肺心病患者进行自我保健时参考：

1．严寒到来时，要及时增添衣服，不要着凉，不能让自己有畏寒感，外出时更要注意穿暖。因一旦受凉，支气管黏膜血管收缩，加之肺心病患者免疫功能低下，很容易引起病毒和细菌感染。一般先是上呼吸道，而后蔓延至下呼吸道，引起肺炎或支气管肺炎。此外，脚的保暖对肺心病患者也十分重要，不可忽视。

2．多参加一些户外活动。天气晴朗时，早上可到空气新鲜处如公园或树林里散散步，做一些力所能及的运动，如太极拳、气功、腹式呼吸运动，以锻炼膈肌功能，并要持之以恒。出了汗及时用干毛巾擦干，并及时更换内衣。研究结果表明，长期坚持力所能及的运动，可提高机体免疫功能，改善肺功能。运动量以不出现气促或其他不适为前提。注意运动时不要去空气污浊的地方。

3．保持室内空气流通。早上应打开窗户，换进新鲜空气。在卧室里烧炭火或煤火，尤其是缺乏排气管时，对肺心病患者不利，应尽量避免。

4．生活要有规律。每天何时起床，何时睡觉，何时进餐，何时外出散步，何时上厕所，都要有规律。中午最好睡睡午觉。心情要舒畅，要与家庭成员和睦相处。肺心病患者由于长期受疾病折磨，火气难免大些，应尽量克制，不要发脾气。

5．吸烟者要彻底戒烟，甚至不要和吸烟者一起叙谈、下棋、玩牌等，被动吸烟对肺心病患者同样有害。有痰要及时咳出，以保持气道清洁。

6．要补充营养。肺心病患者多有营养障碍，消瘦者较多，往往食欲又不好。原则上应少食多餐，还可适当服一些健胃或助消化药。不宜进食太咸的食品。

7．肺心病并发下呼吸道感染的表现往往很不典型，发热、咳嗽等症状可能不明显，有时仅表现为气促加重、痰量增多或痰色变浓。出现上述症状都应及时到医院就诊，不要耽误。

8．自己不要滥用强心、利尿和心得安类药物。因用药不当可加重病情，甚至发生意外。

9．有条件者可进行家庭氧疗，这对改善缺氧，提高生活质量和延长寿命都有益处。

10．为提高机体免疫能力，在严寒到来之前可肌肉注射卡介苗注射液，每次1毫升，每周2次，共3个月。这样可减少感冒和上呼吸道感染发生。

尖瓣区听到收缩期吹风样杂音及舒张期奔马律，心率增快，并可出现各种心律失常。

肺心病的并发症有哪些

慢性肺源性心脏病会产生多种并发症而使病情加重，同时治疗起来也困难。

1 肺性脑病

由于慢性肺、胸疾病导致通气、换气功能障碍。出现严重的缺氧和二氧化碳潴留，慢性缺氧患者可出现智力或定向功能障碍；二氧化碳潴留早期出现失眠、烦躁、躁动，二氧化碳潴留达一定程度则产生二氧化碳麻醉，发生肺性脑病，出现神志淡漠、

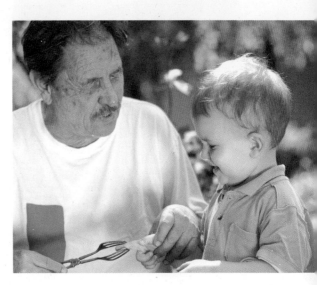

专家提醒

肺心病家庭应急处理

1. 卧床休息，取半卧位或端坐位，双下肢下垂。

2. 给予高热量、多维生素及易消化食物饮食。

3. 烦躁不安时可口服或肌注安定10毫克1次予以镇静。

4. 休克患者应取平卧位，头稍低，注意保暖，保持呼吸道通畅。

5. 经上述紧急处理后速送医院急救。

抽搐。当物理溶解二氧化碳所产生的张力大于9.31千帕（大于70毫米汞柱）时，中枢神经系统症状可较明显，甚至出现精神错乱，最后导致昏迷。肺心病伴有缺氧和二氧化碳潴留时，出现意识障碍和神经精神异常症状时称为肺性脑病。

2 心力衰竭

患者以右心衰竭为主，少数出现左心衰竭，表现为呼吸困难、心悸、尿少、恶心、呕吐、右上腹胀痛。体检可见发绀加重，颈静脉怒张。肝肿大并伴有压痛，肝颈回流呈阳性，下肢浮肿甚至全身皮下水肿，少数伴有腹水征象；由于右心室扩张，可在三

肌肉震颤等症状，有时呈典型的扑翼样震颤、肌阵挛，少数可产生舞蹈样或手足徐动样不自主运动，或间歇性抽搐、昏睡，甚至昏迷。脑电图可出现弥漫性 θ 波和 δ 波。

2 酸碱失衡及电解质紊乱

此类并发症最多见。慢性肺心病因为急性感染加重通气换气功能的障碍，机体出现严重的缺氧和二氧化碳潴留，产生各种类型的酸碱失衡和电解质紊乱：

（1）呼吸性酸中毒　由于肺泡通气不足，二氧化碳在体内潴留，产生高碳酸血症，使血液 pH 值下降，从而产生呼吸性酸中毒。

（2）呼吸性酸中毒合并代谢性酸中毒　肺心病患者心功能不全，心排血量减少及周围循环障碍，低氧血症，机体乳酸增多，肾功能障碍会使酸性代谢产物排出减少，从而在呼吸性酸中毒基础上并发代谢性酸中毒。

（3）呼吸性酸中毒合并代谢性碱中毒　在慢性呼吸性酸中毒的治疗过程中，往往因为使用呼吸机辅助呼吸，使二氧化碳排出太快，或因酸中毒治疗过程中补碱过量，或应用激素类药物、利尿剂等使钾离子排出增多，酸中毒纠正后细胞外钾离子向细胞内转移，从而产生低钾血症；患者食欲不振、呕吐、利尿、浮肿时限制盐的摄入，均使血氯降低，从而导致低电解质紊乱。

（4）呼吸性碱中毒　治疗时吸入氧气浓度过高，呼吸机辅助呼吸引起过度通气，二氧化碳呼出过多，引起呼吸性碱中毒。

（5）呼吸性碱中毒合并代谢性碱中毒　呼吸机过度通气造成呼吸性碱中毒，补碱过量，使体内碳酸氢钠绝对量增加而导致代谢性碱中毒。

3 心律失常

肺心病引起的心律失常多为房性早搏及阵发性室上性心动过速，也可表现为房扑、房颤，如有洋地黄中毒及严重的低钾血症可诱发和加重心律

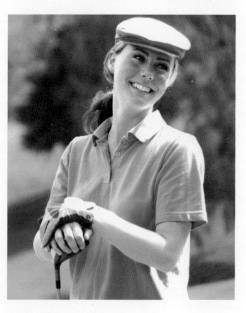

失常，再加之患者心肌缺氧严重，也可诱发心悸而危及生命。

4 休 克

休克是慢性肺源性心脏病较为严重的并发症之一，其发生可与以下因素有关：

（1）严重的支气管及肺部感染，细菌导致微循环障碍。

（2）由于严重的心力衰竭、心律失常，心肌缺氧损伤引起心排血量减少。

（3）由于消化道缺氧，黏膜糜烂导致上消化道出血。

5 消化道出血

慢性肺源性心脏病患者严重缺氧，二氧化碳潴留，消化道黏膜充血、水肿、糜烂、渗血或出现应激性溃疡，从而产生消化道出血。

6 播散性血管内凝血

这是一种较少见但非常危险的并发症，临床表现以凝血和继发出血为特征，死亡率很高，需做到早预防，早发现，早治疗。

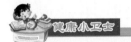

肺炎须知

肺炎是呼吸系统里非常严重的疾病。在抗生素尚未问世以前，肺炎曾是人类的头号杀手。由于近代医学的进步，许多肺炎患者通过抗生素及辅助疗法得以治愈。但是由于肺炎的致病原因相当复杂，在婴幼儿、老年人以及免疫功能受损的患者中，肺炎的死亡率仍然很高。

患上肺炎后，肺部里的肺气泡会被带菌的黏液和其他液体充满，氧气不容易从肺部输送到血液。因此，身体得不到足够的氧气维持正常运作。使人得肺炎的细菌多种多样，其中最常见的就是肺炎球菌。健康人的鼻咽部也可有肺炎球菌存在，当人体抵抗力降低时即可致病。肺炎球菌也是世界范围内引起疾病和死亡的重要病因，但可通过疫苗预防。肺炎球菌感染可发生在任何年龄的人群，而最容易遭受肺炎球菌危害的则是老年人和儿童。此外，人口老化，慢性病如心脑血管疾病、糖尿病、慢性呼吸系统疾病的发生率不断增加，随着病情的恶化，人体自身的抵抗力不断下降，很多慢性病患者就是由于并发症引致死亡，而肺炎球菌引起的肺炎及菌血症便是主要杀手。

一旦被肺炎球菌感染，不管用哪种治疗手段，患者前五天的死亡率都很高。因此，应用疫苗预防肺炎球菌感染非常必要和重要。

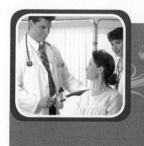

肺 炎

肺炎是肺实质的炎症，可由多种病原体引起，如细菌、病毒、真菌、寄生虫等，其他如放射性、化学、过敏因素等亦能引起肺炎。

什么是肺炎

肺炎是常见病，我国每年约有250万例肺炎发生，12.5万人因肺炎死亡，在各种致死病因中居第5位。老年人机体免疫力低下者伴发肺炎时，病死率尤高。临床上有发热、心悸、气促、肺浸润、炎症体征和某些X线表现。肺炎治愈后一般不留瘢痕，肺可以恢复其原来的结构和功能。

中医学认为，肺炎是肺系的外感热病，且起病急骤，传播迅速，以发热、恶寒、咳嗽、胸痛、口渴、出汗为主证，属于中医学的"风温犯肺"、"肺热咳嗽"等范畴。

肺炎常见的临床症状有哪些

常见的肺炎临床症状，主要为畏寒或寒战、发热等全身毒血症症状，少数病例出现末梢循环衰竭，呈感染性休克。呼吸道症状则以刺激性干咳、咯痰、胸痛等为多见，肺炎的体征常见有发热，可呈持续或弛张热型，体温可高达 39～40℃以上，心率增快；少数患者病程也可进展缓慢（见于病毒性或支原体性肺炎），肺部感染严重者可出现发绀、气短、鼻翼翕动，肺炎球菌性肺炎常见口唇周围出现疱疹，早期肺炎体征多不明显，随炎症的发展可听到啰音出现肺实变的体

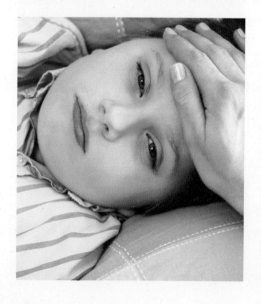

征，如叩诊呈浊音，可于肺部听到支气管呼吸音等。

链球菌肺炎有何症状

患者多发病急骤，起病前常有受寒、疲劳、酗酒等诱因，主要临床症状为突然寒战，高热体温（可达39～40℃以上）呈稽留热型。并伴有头痛，全身肌肉酸痛，虚弱乏力，呼吸衰竭等全身中毒症状，颜面潮红、出汗，心率增快，呼吸急促，鼻翼翕动或发绀。病变早期，炎症可累及胸膜而出现剧烈的针刺样胸痛，疼痛随呼吸而加重，如膈面胸膜受累及则疼痛可放射到上腹部或肩部。咳嗽频繁，为刺激性干咳，或咳少量黏痰，接着发展为黏液脓性痰，或咳铁锈色痰，也有出现恶心、呕吐、腹泻等消化道症状。严重者可出现循环衰竭。早期

健康透视

体弱者过冬防肺炎

肺炎是一种多发常见的感染性疾病，患病时主要表现为发热、咳嗽、咯痰、胸痛，重症者喘气急促、呼吸困难，可危及生命。肺炎常常侵害体质较弱的人，肺炎又在冬春季发病较多，因此体弱者过冬要防肺炎。

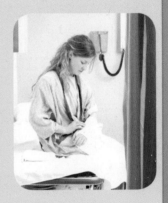

体质较弱者，主要是指营养发育不良、免疫功能低下的儿童；60岁以上的老年人，尤其是慢性肺部疾病、心脑血管病、肝脏病、肾脏病、糖尿病和接受放疗、化疗的患者；以及反复发作感冒、气管炎、肺炎的儿童和成年人。

肺炎的发生来源于两类病原，一类是经常存在、发生在平时、也最为多见的病原，主要是肺炎球菌；另一类病原，是在有流行时出现的，最危险的是流行性感冒病毒，可引起流行性感冒和肺炎。这两类病原都是经呼吸道感染的，尤以冬季高发。

据监测研究发现，有些地方肺炎球菌有50%以上的菌株产生了对抗生素的耐药性，一旦发生肺炎治疗比较困难，所以预防显得尤为重要。

上述体弱者可注射肺炎疫苗，可预防90%以上肺炎球菌菌型，只需注射一次，有效保护期至少五年以上。接种者应在医生指导下，按说明书规定接种疫苗，以便平安过冬。

体征多不明显，可见呼吸音减低或少许湿性啰音，实变期则有黄疸型的实变体征，叩诊呈浊音，语颤增强，可听到管性呼吸音和湿性啰音，累及胸膜时，则可闻及胸膜摩擦音，或呼吸音减弱，叩诊呈浊音等体征。

金黄色葡萄球菌性肺炎有何症状

多为继发性感染，起病急骤，高热畏寒，常伴有明显的全身毒血症症状，病情较链球菌肺炎更严重，咳嗽咯痰，早期为黏液痰，继之为脓液痰或脓血痰，常伴有进行性呼吸困难，发绀，胸痛等。如为血源性感染，起病较为缓慢，除可出现上述肺部症状外，还经常伴有原发感染性化脓性病灶的临床表现。

化脓性链球菌肺炎有何症状

其临床表现多为发病急骤，并伴

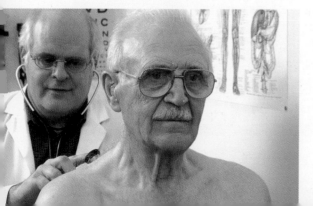

以寒战，高热体温可达（39 ～ 40℃以上），咳嗽时咯黏液脓性痰，早期常有胸腔积液，并伴有胸痛、咯痰带血或咯血。肺部体征可有叩诊浊音，听诊可闻及啰音和胸膜摩擦音。

克雷白杆菌肺炎有何症状

克雷白杆菌肺炎多继发于慢性肺部疾患，多发于年老体弱者，是一种坏死性肺炎，临床表现为畏寒、高热，发病急骤，患者呈重病容，呼吸困难，发绀甚至衰竭。患者常咳嗽、胸痛，痰呈黄绿色脓性，极黏稠难以咯出，部分患者咯一种典型的砖红色黏稠胶样痰，量多不臭，少数患者咯铁锈色痰，甚至咯血。有些患者有恶心、呕吐、腹泻、黄疸等消化系统症状。还有些患者早期即发生虚脱。慢性型患者较为少见，临床表现为咳嗽、咯痰、衰竭，有时伴有肺脓肿，病程久，常反复迁延。胸部有肺实变体征和少量湿性啰音，本病可并发菌血症和脓胸等。

流感嗜血杆菌肺炎有何症状

此病常继发于酒精中毒以及慢性阻塞性肺部疾患，临床表现与肺炎链球菌肺炎相似。婴幼儿可发生细支气管炎，临床表现为发热，呼吸急促和发绀，可发展为严重的支气管肺炎。肺部可听到少量啰音。

绿脓杆菌肺炎有何症状

此病多继发于慢性呼吸道疾病，临床表现与肺炎杆菌肺炎相似，发病后中毒症状明显，并伴以高热、气短、发绀、乏力、嗜睡，相对心搏徐缓，咳嗽，咯出典型的翠绿色脓性痰或黄脓痰，很少咯血，严重者可导致循环衰竭，原有肺呼吸功能障碍者可发生呼吸衰竭，肺部可有实体病变，以及湿性啰音，可并发脓胸和脓气胸。

嗜肺军团杆菌肺炎有何症状

此病是一种严重的多脏器受累的疾病，发病初期患者周身不适，临床表现为乏力、头痛、肌肉酸痛和轻微干咳等，10～50小时内突发高热，体温达39℃以上，呈稽留热型，伴有寒战，脉率相对缓慢，可出现恶心、呕吐、腹胀、腹泻，随病情加重而咳嗽加剧，咯出少量黏液性或脓性痰，呼吸窘迫且伴有胸痛，常出现衰竭症

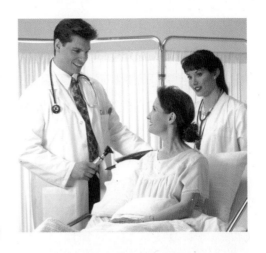

状，也可发生休克或呼吸衰竭，严重者可出现神经及精神症状。患者临床体征呈急性病容，呼吸急促，可伴有发绀，心率相对徐缓，肺部可听到湿性啰音，或有胸膜摩擦音及其他肺部实变体征。

厌氧菌性肺炎有何症状

此病的主要临床表现为坏死性肺炎，易形成肺脓肿和脓胸，咳出恶臭的脓性痰，有时咯脓血痰或咯血，全身有明显的中毒症状，如高热、周身肌肉酸痛、乏力、嗜睡、消瘦及贫血等，常见有杵状指（趾）。

病毒性肺炎有何症状

病毒性肺炎多见于婴幼儿童，成人散发的病毒性肺炎临床表现比较轻

微，起病缓慢，主要症状有头痛，乏力，全身酸痛，发热，咳嗽，无痰或咯少量黏液痰，肺部体征可能不明显，或有呼吸音减弱，极少数患者散发少许湿性啰音。

流感病毒性肺炎是病毒性肺炎中最严重的一种，虽较少见但病势严重，病初起时表现为典型的流感症状，1～2天后病情急速加剧，持续高热体温可达39～40℃，患者出现明显呼吸困难，发绀，心率增快，呼吸浅快，体征多不明显，与肺内病变常不一致，局部呼吸音减弱或有少许啰音。

支原体性肺炎有何症状

本病潜伏期可在15～20天左右，起病较缓，症状轻重不等，有些患者

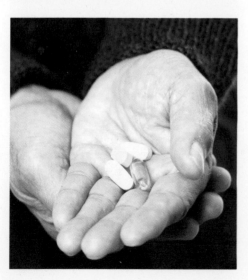

仅于健康检查时才发现，病初常有全身不适、鼻寒、流涕、咽痛等前驱症状，继之出现发热（中等度）、头痛、肌肉酸痛、咳嗽等。咳少量黏液性痰，有时出现较剧烈的阵发性呛咳，为本病的突出症状，常有明显的头痛，病变广泛者可出现发绀，气短，胸痛，肺部体征可不明显，偶尔听到少许干湿性啰音，鼻咽部黏膜可见充血，少数患者有鼓膜炎，颈部淋巴结肿大。

立克次体肺炎有何症状

此病的潜伏期为3周左右，发病急骤，临床表现为发热、寒战、头痛、周身肌肉疼痛、出大汗、咳嗽、咯痰量很少、胸痛，病程7～20天左右，肺部体征不多，时有呼吸音减低或细小湿啰音。

肺炎有哪些检查途径

肺炎的主要诊断依据为突发性的发热、寒战、胸痛、咳嗽；铁锈色痰和口唇、鼻周疱疹；血白细胞计数可以达到2～3万/立方毫米，中性粒细胞在80%以上；痰涂片和培养液找到致病菌，肺部X线检查病初仅

吸入疗法的常用装置

目前常用的吸入装置有手控定量气雾器、干粉吸入器、以氧气或压缩空气作动力的雾化器、超声雾化器等。无论哪种喷雾剂型，它所喷出的药粒，其直径均在5微米以下，能直接进入患者的细支气管，收到相应的疗效。

手控定量气雾器，由于体积小、携带方便，是当今最常用的气雾吸入器，现将正确的使用方法介绍如下：使用前先充分摇晃药液，使之均匀，再将接口端放入双唇间，在开始深吸气的同时按压气雾器顶部，使其喷药，随吸气将药粒深深吸入，吸完后尽可能屏住呼吸数秒钟（最好是10秒），随后再呼吸。

一般来说，小儿很难正确配合使用手控定量气雾器，因为小儿不能以高速气流来吸药，也不会屏气，不能达到预期疗效。针对这种情况，可以在定量气雾器上接一个贮雾罐，以改善药物的递送情况，即依靠贮雾罐内单相活瓣的作用，吸气时活瓣开放，呼气时活瓣关闭，使气雾剂在贮雾罐中保持25～30秒的悬浮状态，患儿持续地吸气和呼气时，气雾剂便随着进入呼吸道。经检测如果直接经口吸入的话，只有9%～10%的药物到达支气管树，若加用贮雾罐，可使12%～15%药物到达支气管树。此外，加用贮雾罐还可避免喷射颗粒对咽部的撞击，减轻抛射剂的刺激性，减少药物在口咽部的沉积，从而减少因咳嗽和吸入激素而可能并发的口腔念珠菌感染。

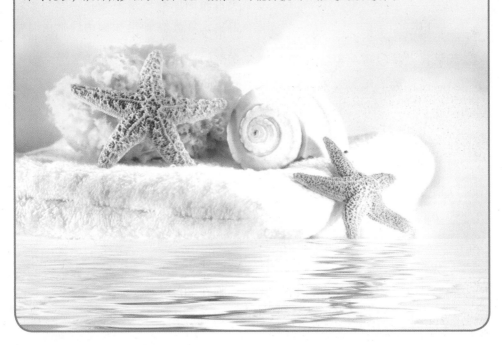

见肺纹增多或局限性阴影，中期为大片均匀致密阴影，后期阴影密度降低，透亮度增加，呈散在不规则片状或斑点、条索状阴影。

1 痰涂片检查

通过革兰氏染色以鉴别各种阳性球菌和阴性杆菌，肺炎链球菌感染时，呈现中性粒细胞内外有成对的革兰氏阳性球菌；葡萄球菌感染时，则可见到成簇的葡萄串状革兰氏阳性球菌。病毒性感染时，白细胞中以单核细胞占多数，并在分泌物细胞中见有包涵体。细菌和真菌感染时有较多或成堆的中性粒细胞。霉菌感染时则可见有霉菌孢子和菌丝。如为肺放线菌感染，会发现存在硫磺颗粒。

2 病原体检查

除做痰及呼吸道分泌物培养外，必要时做血培养，用以鉴别和分离出致病菌株，如厌氧菌、真菌、支原体、立克次体以及军团杆菌等，则需用特殊培养基培养才能获得菌株细菌培养阳性结果，所以还需进行药敏试验，以便指导临床合理用药。

3 血清学检查

病毒感染常用补体结合试验、中和试验和血凝抑制试验，双份血清的纹理均高于4倍以上有诊断意义。近来采用的免疫荧光技术是早期和快速特异性肺炎的诊断方法。支原体肺炎冷凝集试验，以滴度1：32以上为阳性，滴度逐渐递升对诊断有帮助。军团杆菌肺炎用间接免疫荧光法测定患者血清抗体滴定度，恢复期血清确定度比急性发病期升高4倍以上，可大于或等于1：128，或恢复期血清滴定度大于或等于1：256时即可确诊。

4 周围血象检查

大多数细菌性肺炎，尤其是革兰氏阳性球菌感染时，可表现为白细胞计数增高，中性粒细胞增多，核左移；病毒性肺炎时白细胞计数可偏低或正常；霉菌性肺炎时可见有嗜酸粒细胞偏离；坏死性肺炎和霉菌性肺炎时常见有贫血征象，红细胞计数减少。

5 X线检查

目的是为观察肺炎病灶的部位、范围、性质以及有没有胞腔积液、肺不张、肺大泡或气胸、心脏受累等并发症。

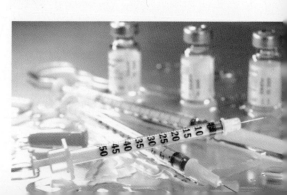

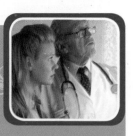

肺结核

肺结核是结核杆菌侵犯肠道所引起的慢性肠道结核病，多发生于青少年及壮年，女性略多于男性。

什么是肺结核

肠结核主要由患者咽下肺部咯出的含大量结核杆菌的痰液或较长时间进食被结核杆菌污染的食物，或经常与开放性肺结核患者一同进餐，使结核杆菌直接进入肠道所致。少数可由体内结核病灶经血行或直接蔓延至肠道。

结核杆菌主要通过呼吸道传播，传染源主要是排菌的肺结核患者的

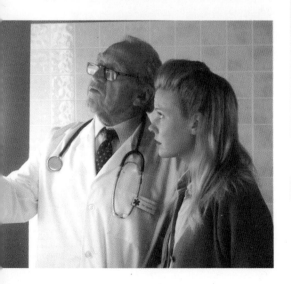

痰。传染的次要途径是经消化道进入体内。其他感染途径，如通过皮肤、泌尿生殖道感染，则很少见。

量少、毒性弱的结核杆菌多能被人体防御机制杀灭；只有受大量毒性强的结核杆菌侵袭而恰值人体免疫力低下时，感染后才能发病。

肺结核有哪些症状

肺结核的全身毒性症状表现为全身不适、午后低热、乏力、食欲减退、体重减轻、盗汗等。当肺部病灶急剧进行播散时，可出现高热，体温可达 39 ~ 40℃，女性可出现月经失调或闭经。肺结核较为常见的症状有：

1 咳嗽、咳痰

早期咳嗽轻微，为干咳无痰或仅少量黏痰。伴继发感染时，痰液呈黏

液性或脓性。

2 咯　血

约 1/3 患者有不同程度的咯血，轻者痰中带血，重者可有中等量以上的咯血。咯血后可有低热，若热度持续不退，多提示病灶播散。严重咯血时可发生失血性休克；也可引起窒息，此时患者烦躁、神色紧张、挣扎坐起、胸闷气急、发绀，并伴有呼吸困难等严重表现。

3 胸　痛

如呈不定位隐痛，常为神经反射性引起，不受呼吸影响，如为固定的胸壁刺痛，并可随呼吸和咳嗽加重，这是炎症波及壁层胸膜所致。

4 呼吸困难

较轻的肺组织损害并不引起呼吸困难。慢性重症肺结核时，可出现渐进性呼吸困难，甚至发绀。并发气胸或大量胸腔积液时，则有急骤出现的呼吸困难。

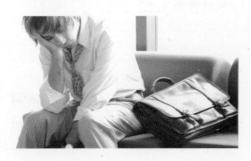

延伸阅读

吸入疗法的常用药物

1. 类固醇制剂

有定量气雾剂及干粉剂两种，常用的气雾剂有安得新、必可酮、必可松，每喷含培氯松 50 微克，小儿一日量为 400 微克，分 3～4 次喷入。干粉剂有普米克都保，每喷含布地奈德 100 微克，小儿一日 2 次，每次分 2 次喷。注意使用时应谨遵医嘱，适量喷入。

2. β2 受体兴奋剂

常用的有气雾剂、干粉剂和水溶液三种剂型。气雾剂有沙丁胺醇制剂如喘乐宁、舒喘灵；特布他林制剂如喘康速，每次摄入 100 微克，每次分 1～2 次摄入，每日 3 次。干粉剂有喘宁碟干粉，1 囊泡含 200 微克，每次 1 囊泡，每日 3～4 次；博利康尼都保，每次喷 500 微克，每日 3 次；0.5% 舒喘灵水溶液，用氧气或压缩空气泵作动力，通过雾化器吸入，作用比气雾剂强，尤其适用于年幼患儿。

3. 溴化异丙托品

使用 0.025% 溶液，小于或等于 2 岁者 0.5 毫升；大于 2 岁者 1 毫升，用生理盐水稀释至 2～3 毫升，雾化吸入或用气露剂，每揿 20 微克，每次 1～2 揿，每日吸入 3～4 次。

4. 色甘酸钠气雾剂

每揿 1 毫克，每次 2 揿，每日 3～4 次。干粉吸入，每次吸入 1 粒，每粒 20 毫克，每日吸 3～4 次。

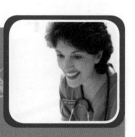

呼吸衰竭是由各种原因引起呼吸功能障碍而发生缺氧或二氧化碳潴留并引起一系列病理生理和代谢紊乱的临床综合征。

呼吸衰竭

什么是呼吸衰竭

呼吸衰竭的病因主要有以下几方面：①中枢神经系统及其传导系统病变，镇静剂和麻醉药中毒，脑外伤出血，肿瘤脑炎，脊髓灰质炎，多发性神经炎，重症肌无力等。②胸廓病变，胸廓外伤，手术创伤，胸廓畸形，大量胸腔积液，自发性气胸，胸膜肥厚粘连等。③气道阻塞性疾病，慢性支气管炎，阻塞性肺气肿，支气管哮喘，支气管扩张等。④肺组织病变，重症肺炎，肺结核，弥漫性肺间质纤维化，成人呼吸窘迫综合征等。

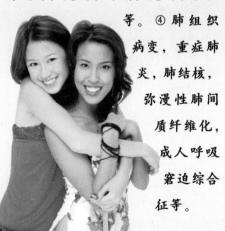

什么是急性呼吸衰竭

急性呼吸衰竭是指原肺呼吸功能正常，因多种突发因素，如脑炎、脑外伤、电击、药物麻醉或中毒等直接或间接抑制呼吸中枢；或神经肌肉疾患，如脊髓灰质炎、急性多发性神经根炎、重症肌无力等，均可造成通气不足，乃至呼吸停止，产生缺氧和二氧化碳潴留的急性呼吸衰竭。

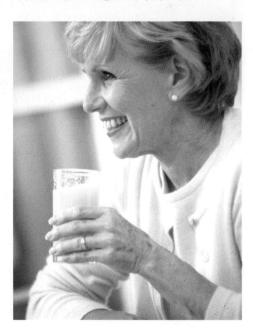

什么是慢性呼吸衰竭

慢性呼吸衰竭多见于慢性呼吸系统疾病，如慢性阻塞性肺病、重度结核等，其呼吸功能损害日益加重，虽有缺氧或伴二氧化碳潴留，但通过机体代偿适应，个人生活仍能自理，并可以进行一些简单活动的，称为代偿性慢性呼吸衰竭。一旦呼吸道感染并发，或因其他原因增加呼吸生理负担导致代偿失调，出现二氧化碳潴留、严重缺氧以及酸中毒的临床表现，称为失代偿性慢性呼吸衰竭。

★ 专家提醒

预防呼吸衰竭很重要

1. 治疗基础病

积极治疗容易引发呼吸衰竭的基础疾病。如肺心病、慢性阻塞性肺病、肺间质纤维化、哮喘、睡眠呼吸暂停等疾病。

2. 合理用药

对肺功能障碍者，宜合理用药，禁服抑制呼吸或抑制二氧化碳排出的药物。

3. 家庭氧疗

慢性缺氧患者，有条件时，应坚持家庭低流量氧疗，对改善症状、提高生存质量有帮助。

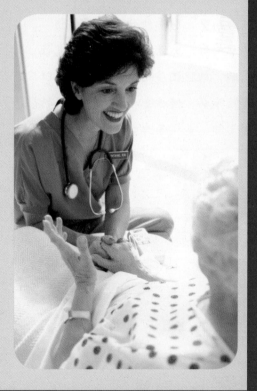

4. 改善肺部通气

呼吸道慢性感染者，特别是长期卧床的患者，应勤翻身，拍背，也可采用雾化吸入化痰药，扩张支气管药物，以排出痰液，改善肺部通气。

5. 增强体质

加强营养，增强体质，避免呼吸道感染。

怎样给呼吸衰竭的患者做人工呼吸？

　　遇到呼吸衰竭的患者，可用人工呼吸的方法来进行抢救。目的是利用人工呼吸维持通气功能，以供给足够的氧气和排出二氧化碳。它可以使肺被动扩张，肺泡扩张时刺激牵张感受器，间接刺激呼吸中枢，使其恢复活动；吸入的气体含有适量的氧气，有利于患者全身组织及呼吸中枢代谢；口对口人工呼吸，吸入的气体中尚含有适量的二氧化碳，可以兴奋呼吸中枢，因此，往往可以通过人工呼吸使患者转危为安。做人工呼吸时有以下注意事项：

　　1.做人工呼吸时，患者应仰卧，抢救者一手托起患者下颌，尽量使其头部后仰，清除口腔分泌物以解除呼吸道梗阻；再用托下颌的手翻开患者的口唇，以便于吹气入肺，吹气时患者口上盖一层纱布，另一手捏紧患者鼻孔，以免吹气时气体经鼻逸出。抢救者深吸一口气，对准患者口部用力吹入（如果患者口腔紧闭不能吹气，可做口对鼻吹气，即一手托住患者下颌并捏拢口唇，不使气体由口漏出，对准鼻孔用力吹气），直至胸廓扩张为止。对小儿进行人工呼吸时不可用力过猛，以免肺泡破裂。吹气停止后，抢救者头稍侧转，并立即放松捏鼻孔的手。由于胸廓和肺的弹性回缩作用，气体会从患者肺部排出，此时应注意患者胸廓的复原情况，倾听呼吸声，观察有无呼吸道梗阻。就这样有节奏地、间断地反复吹气。每分钟吹 14～16 次。

　　2.做人工呼吸时，应注意保证呼吸道通畅。施行前，应松开患者的领口、裤带及胸腹部衣服，及时清除患者口腔及上呼吸道中的呕吐物、分泌物及其他异物；患者头部位置保持正确，以防舌向后坠而阻塞气道。施行人工呼吸时，吹气时间宜短，呼气期不能短于吸气期，但也不可过长，以免影响通气效果。吹气力度不宜过大，以胸廓适当膨起为宜。当患者有效自主呼吸已恢复且供氧已基本满足时，应以间断辅助呼吸为宜。不论何种原因引起的呼吸衰竭，均系重症危症，最好分秒必争地进行抢救，或及时送就近医院治疗。

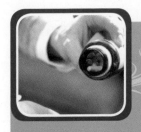

肺 癌

肺癌是最常见的肺原发性恶性肿瘤，绝大多数肺癌起源于支气管黏膜上皮，故亦称支气管肺癌。肺癌目前是全世界癌症死因的第一名。

哪些因素可以引发肺癌

1 吸 烟

已经公认吸烟是肺癌的重要致病因素。吸烟的数量越多，烟龄越长，吸烟低龄化，肺癌发病率就越高。

2 加热产物

石棉、二氯甲醚、无机砷化合物、镍冶炼、铬及其化合物、氯乙烯、芥子体、焦油、煤油和石油中的多环芳烃、烟草等的加热产物已确认有致癌作用。

3 电离辐射

大剂量电离辐射可引起肺癌。

4 营养不良

动物实验证明维生素 A 及其衍生物 β 胡萝卜素能够抑制化学致癌物诱发的肿瘤。一些调查报告认为摄取食物中维生素 A 含量少或血清维生素 A 含量低时，患肺癌的危险性增高。

5 结核病史

有结核病史特别是结核瘢痕者，男性患肺癌的危险是正常人群的 5 倍，女性患肺癌的危险是正常人群的 10 倍。

6 其他因素

病毒感染、真菌毒素（黄曲霉菌）、机体免疫功能低下、内分泌失调以及

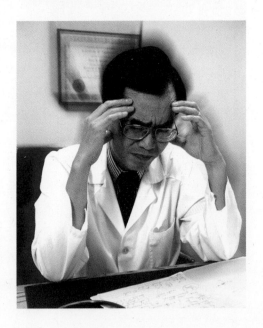

家庭遗传等其他因素对肺癌的发生也起一定的促发作用。

肺癌有哪些症状

第一，头痛：性质多较剧烈，常在清晨发作，有时在睡眠中被痛醒，但起床轻度活动后头痛就会逐渐缓解或消失。

第二，呕吐：由于颅内压力的增高，致使延髓呼吸中枢受到刺激，从而出现呕吐，呕吐多在头痛之后出现，呈喷射状。

第三，视力障碍：颅内压增高时会使眼球静脉血回流不畅，导致瘀血水肿，损伤眼底视网膜上的视觉细胞，致视力下降。

第四，精神异常：位于大脑前部额叶的脑瘤可破坏额叶的精神活动，引起兴奋、躁动、忧郁、压抑、遗忘、虚构等精神异常表现。

第五，单侧肢体感觉异常或无力：位于脑半球中部的顶叶，专管感觉，该部位肿瘤常会导致单侧肢体痛、温、震动、形体辨别觉减退或消失。

第六，幻嗅：颞叶部肿瘤可在其刺激下出现幻嗅，即可闻到一种并不存在的气味，如烧焦饭或焦橡胶等气味。

第七，偏瘫或跟跄步态：小脑部

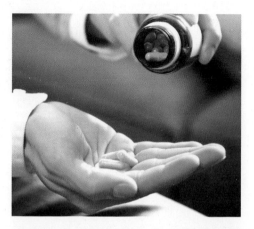

病变更具特异性，即患者常在头痛、呕吐、视物障碍之后，出现偏瘫或跟跄的醉酒步态。

第八，耳鸣、耳聋：此种多在打电话时发觉，即一耳能听到，另一耳则听不到。该表现多是听神经瘤的先兆。

肺癌骨转移怎么办

骨是肺癌转移的易发部位，肺癌的发生率与部位和原发癌的病理类型有关。腺癌骨转移发生率最高，其次为小细胞肺癌和鳞癌。骨的病灶以多发为主。其易发部位依次为：肋骨、胸椎、腰椎、骨盆；腺癌以胸部及骨盆转移为主。

1 肺癌骨转移症状

骨癌早期一般无任何症状，骨癌同位素扫描可发现有病变的骨骼。骨症状与肿瘤转移的部位、数量有关，如肺癌肋骨转移引起的胸痛，多表现为胸壁部位局限的、有明确压痛点的疼痛。脊髓转移引起后背部正中或病变部位疼痛，而四肢或躯干的骨引起该部位的局限性疼痛。骨癌并非威胁肺癌患者生命的直接原因，但如肿瘤转移到机体承重骨如颈椎、胸椎、腰椎等部位则可造成瘫痪的严重后果。因此对肺癌出现骨转移患者应及时治疗。

2 肺癌骨转移治疗

肺癌常见的治疗方法有以下几种。

（1）化学治疗：全身化学治疗在治疗肺部原发病灶的同时亦能起到控制骨转移的发展、缓解疼痛的作用，因此不仅可以止痛，而且可以杀灭癌细胞，控制其生长。尤其是以大剂量联合化学治疗方案效果较为显著。有些病例在复查X线片时发现骨转移灶消失，新的骨皮质形成。由于肺癌病例在出现骨转移时，体内其他脏器可能亦存在潜在的微转移灶，因此全身联合化学治疗在治疗骨灶的同时对其他可能存在的潜在转移灶亦有治疗作用。

（2）放射治疗：对于孤立性骨灶，在肺部病灶经化学治疗控制、稳定后，可给予大剂量、短疗程的放射治疗，起到缓解疼痛并杀灭癌细胞、控制病灶发展的作用。有很多患者在放射治疗后，疼痛可完全缓解，很多的患者疼痛可显著减轻。

（3）放射性核素治疗：对于全身多发性骨转移的患者不宜进行放射治疗，这时可采取放射性核素治疗。放射性核素能够减少骨癌引起的骨质破坏、溶解，并可消除或减轻由于骨转移所致的剧烈疼痛，同时抑制骨转移灶的发展。但因它也可造成骨髓抑制反应，原则上不和化学治疗同用，并须定期观察白细胞变化。

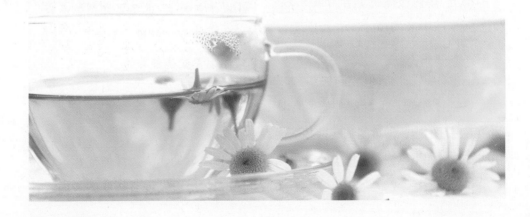

肺癌患者饮食应注意哪些方面

肺癌全称为原发性支气管肺癌，是常见的恶性肿瘤之一，在全部恶性肿瘤中占第二位。多发于40岁以上，男性居多。发病与长期吸烟，接触煤焦油、石棉等物质，大气污染以及肺内慢性疾病有关。肺癌的常见症状有：咳嗽、阵发性刺激性呛咳、无痰或少量泡沫白腻痰；咯血或痰中带血丝、血块；胸闷、胸痛，呈压迫感或钝痛，具体部位难以描述；气促；发热。后期出现压迫和转移症状：

侵犯胸膜可引起胸痛和胸腔积液；侵犯心包造成心包积液；压迫喉返神经引起声带麻痹、声音嘶哑；压迫上腔静脉使胸部静脉怒张，颈面部水肿、皮肤暗紫色、视力模糊、头晕头痛；侵及颈交感神经丛出现霍纳氏综合征：眼睑下垂、眼球凹陷、瞳孔缩小、患侧无汗和感觉异常；压迫食管引起吞咽困难；压迫臂丛神经，同侧上肢烧灼样放射性疼痛和局部感觉异常、营养性萎缩。

1.肺癌患者宜吃哪些食物

(1)宜多食具有增强机体免疫、抗肺癌作用的食物，如薏米、甜杏仁、菱、牡蛎、海蜇、黄鱼、海龟、蟹、鲨、蚶、海参、茯苓、山药、大枣、乌梢蛇、四季豆、香菇、核桃、甲鱼。

(2)咳嗽多痰宜吃白果、萝卜、芥菜、杏仁、橘皮、枇杷、橄榄、橘饼、海蜇、荸荠、海带、紫菜、冬瓜、丝瓜、芝麻、无花果、松子、核桃、淡菜、罗汉果、桃、橙、柚等。

(3)发热宜吃黄瓜、冬瓜、苦瓜、莴苣、茄子、发菜、百合、苋菜、荠菜、蕹菜、石花菜、马齿苋、梅、西瓜、菠萝、梨、柿、橘、柠檬、橄榄、桑葚子、荸荠、鸭、青鱼。

(4)咯血宜吃青梅、藕、甘蔗、梨、棉、海蜇、海参、莲子、菱、海带、荞麦、黑豆、豆腐、荠菜、茄子、牛奶、鲫鱼、鲩鱼、乌贼、黄鱼、甲鱼、牡蛎、淡菜。

(5)宜吃减轻放疗、化疗不良反应的食物：鹅血、蘑菇、鲨鱼、桂圆、黄鳝、核桃、甲鱼、乌龟、猕猴桃、莼菜、金针菜、大枣、葵花籽、苹果、鲤鱼、绿豆、黄豆、赤豆、虾、蟹、银豆、泥鳅、塘虱、鲩鱼、马哈鱼、绿茶、田螺。

2.肺癌患者忌食哪些食物

(1)忌烟、酒。

(2)忌辛辣刺激性食物：葱、蒜、韭菜、姜、花椒、辣椒、桂皮等。

(3)忌油煎、烧烤等热性食物。

(4)忌油腻、黏滞生痰的食物。

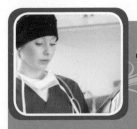

调养与预防

肺病迁延不愈是一种慢性病，会对患者的身心健康造成很大影响。因此，调养显得尤为重要，本节向读者介绍肺病调养与防治方面的知识。

肺功能检查包括哪些方面

肺功能检查是肺呼吸生理的一个检测手段。肺将吸入气体中的氧气（O_2）与静脉血中的二氧化碳（CO_2）在肺泡水平进行交换。肺内气体容量、流速（单位时间内气体流量）、弥散（肺泡与血液之间气体交换）和气体运送四个步骤，保证了气体交换的顺利进行。

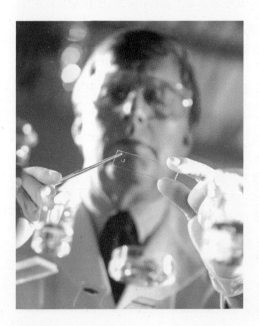

肺功能检查包括：肺容量、肺通气功能、生理死腔、肺泡气体分布、小气道通气功能、气道阻力、肺顺应性、弥散功能、血液气体分析、运动等的测定。在临床实际应用中肺功能以肺容量、通气功能、血气分析测定作为常规检查内容。

肺功能检查只能显示肺脏生理与病理生理的改变，而不能提示病原性诊断与病变发生的部位，只能显示相当广泛病变的病理生理改变，而不能对轻微的局限性病灶提示功能上的改变。因此不能代替病史、体检、肺X射线检查、化验检查，只能在这些重要资料具备的情况下起到辅助的作用。

1 通气功能测定

此项检查是利用肺量计测定功能。最基本的通气功能测定包括肺活量、残气量和最大通气量。肺活量和最大通气量的减低多见于阻塞性肺气肿、慢性支气管炎和支气管哮喘等。

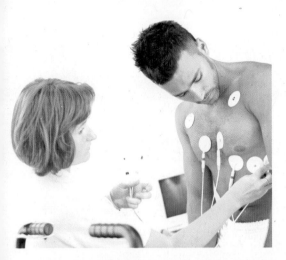

最大通气量的测定比较费事，患者体弱、病重时无法坚持，且测定数值常不准确，故通常测不定期时间肺活量。方法是在深吸气后用最快速度呼出气体，计算第1、2、3秒钟呼出气量占肺活量的百分比。正常第一秒用力吸容积（FEVl）为85%左右，若低于70%表示呼吸道阻塞，低于50%表示严重阻塞。其临床意义与最大通气量相同。

2 换气功能测定

此项检查包括重复呼吸试验、缺氧试验和弥散功能试验。肺气肿因弥散面积减少，肺间质纤维化，因肺泡膜、毛细血管壁增厚，换气功能均降低。

3 血气分析

此项检查包括动脉血氧分压（PaO_2）、血pH值、动脉血二氧化碳分压（$PaCO_2$）、标准碳酸氢盐（SB）与实际碳酸氢盐、碱剩余（BE）与缓冲碱（BB）等。

（1）动脉血氧分压（PaO_2）指血液中物理溶解氧分子所产生的压力，正常值为12.7～13.3千帕，降至6.7千帕以下为呼吸衰竭，降至4千帕为危险信号，2.7千帕为人体所能耐受的最低值。

（2）血pH值指血液中氢离子浓度的指标，pH值低于7.35表示酸中毒，大于7.45则为碱中毒，正常值为7.35～7.45，平均值为7.40。当患者呼吸衰竭时可发生呼吸性酸中毒。

（3）动脉血二氧化碳分压（$PaCO_2$）指血液中物理溶解二氧化碳分子而产生的压力，正常值为4.7～6.0千帕，平均值为5.3千帕，$PaCO_2$的改变能够直接反映人体的通气功能状态。通气功能减退如呼吸道阻塞或呼吸中枢受抑制时$PaCO_2$增高。$PaCO_2$低于正常值，说明通气过度，这种情况多见于癔病或人工呼吸器使用过程中。

（4）标准碳酸氢盐（SB）与实际碳酸氢盐标准碳酸氢盐（SB）为全血在38℃，二氧化碳分压为5.3千帕，血红蛋白100%氧合条件下，血浆碳酸根含量正常值为23毫摩尔。在实

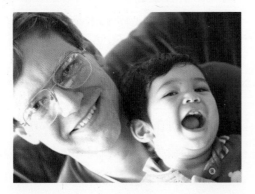

际条件下测得的碳酸氢盐的含量。标准碳酸氢盐与实际碳酸氢盐的差值，代表呼吸对酸碱平衡的影响，如前者大于后者，说明二氧化碳潴留，反之说明二氧化碳排出增加。

（5）碱剩余（BE）指在二氧化碳分压为53千帕、血氧饱和度100%条件下，血液滴定至pH值7.4所需要的酸和碱量，正常值为±2毫摩尔/升。BE被认为是估计抗酸或抗碱药物剂量的参考数据。

（6）缓冲碱（BB）指血液中具有缓冲能力的负离子总量，包括碳酸氢盐、血红蛋白、磷酸盐和血浆蛋白四部分，正常值为45毫摩尔/升。

肺病患者就医的注意事项有哪些

1 创造良好环境

要做到病室安静，空气新鲜，温度湿度合适。温度宜保持18～25℃，湿度宜保持35%～55%。定期消毒空气，及时更换、晾晒被单床垫和衣物，防止尘螨滋生。

2 优化医患关系

医生应以准确熟练的医疗护理操作技术及良好的服务态度赢得患者的信任，建立良好的医患关系。

3 及时补充水分

肺病患者在发作期由于张口呼吸，水分丢失较多，医生应鼓励患者多想想宽阔的水域和多饮水。

健康宝典

办公族小心空调性肺炎

研究发现，各种细菌、霉菌都可以在空调房内生长繁殖。经常处于空调环境中，如果室内通风不畅，那就容易诱发一种呼吸系统疾病——空调性肺炎，出现发热、咳嗽、咯痰、咽喉疼痛等症状。因此，使用空调的室内，要保持清洁，有充足的光线。

另外还需注意室内外温差不宜超过5℃。从炎热的室外进入空调房时，要用毛巾揩干身上的汗水。空调机风口应高于人体，以免冷风直接吹到身体。适时开窗换气，减少空气污染。空调器内的空气隔离网要经常清洗，及时除去上面的灰尘和细菌、霉菌等。

4 学会自我调控

医生应在肺病缓解期同患者一起分析研究病史资料，使其了解情绪因素在发病中的作用，以便进行自我情绪调控，从而达到缓解病情减少发作的目的。

5 保持良好心境

在肺病患者的缓解期应指导患者欣赏音乐（特别是舒缓的曲调）、练习绘画、练习书法、养花、下棋、遛鸟等，患者应创造、保持良好的心境，这一点是特别重要的。

肺病患者有哪些异常心理

肺病患者哮喘发作时自身受到了强烈的刺激，这种刺激严重地影响着肺病患者哮喘时的病情、病程和预后。因此，认识心理变化与病情的关系，对于肺病患者哮喘时的治疗具有很重要的意义。

1 焦虑状态

这种情绪状态在临床上的定义为无法解释的紧张、忧虑、害怕、过分敏感及濒临死亡之感，并伴有明显的交感神经兴奋的症状。造成焦虑的突出原因就是对呼吸困难本身和与此相关的缺氧、窒息及死亡的恐惧。因此，由呼吸困难或容易引起肺病患者哮喘发作的环境条件造成的焦虑，一方面将加重呼吸困难，使患者陷入呼吸困难和焦虑的恶性循环，另一方面则造成患者尽可能地逃避躯体活动以及可能引发哮喘的环境（社会和自然的），而这种对躯体活动及某些环境的恐惧心理，又可能导致新的不良心理状态以及在防治过程中出现严重问题。所以，减轻患者的焦虑情绪，是调养和护理肺病患者的关键所在。

2 抑郁状态

这种情绪状态是躯体生理功能水平居于低下时的状态，主要精神表现

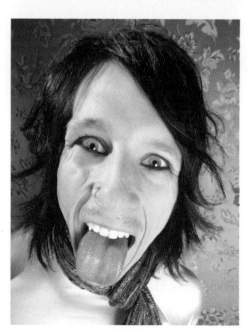

是心灰意冷、郁闷、无所事事、自卑和悲观厌世感，甚至出现自杀念头等。躯体方面的主要表现有头重脚轻、食欲不振、便秘及四肢乏力等症状。

分析患者产生抑郁状态的原因时必须区分是心理因素还是疾病过程的产物。比如肺病患者哮喘发作后的情绪低落、四肢乏力、睡眠质量差等，必须和抑郁发作的精神运动迟缓及抑郁性神经症的症状相区别。但在生物医学模式占主导地位的今天，最常见的失误是把所有这些症状都归于生理原因，这可能导致忽略这种危险的抑郁状态，不利于肺病患者哮喘病的治疗以及预后。

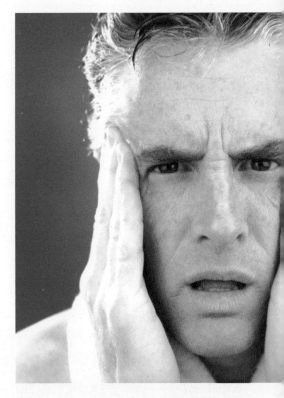

3 强迫状态和疑病状态

这些状态可能主要表现为患者对躯体和疾病表现出过度的关注。如有的患者有明显的强迫情绪，常常害怕丧失自我控制能力而出现情绪起伏，引发哮喘。长期反复发作的肺病患者哮喘时，可能疑病性症状更为突出，他们对疾病的预后过分担心，因此，主诉症状可能涉及躯体的其他器官。

肺病患者存在着各种各样的非正常心理，这一方面可以造成新的应激状态而加重病情，另一方面也可以削弱认识能力和自我评价能力，这些能力的下降可能造成新的应激状态而加重病情。这些异常心理对疾病的康复都是有百害而无一利的。

慢支肺心病患者必须拒绝哪些心理因素

慢支肺心病患者年龄多在40岁以上，随着年龄增长病情往往逐渐加重。患者主要表现为慢性咳嗽、咳痰、喘憋、活动后心悸、劳动时耐力下降。心肺功能失代偿时，可出现呼吸困难加剧，紫绀，面无表情，嗜睡甚至昏厥，精神障碍，尿少，肝肿大伴有压痛，下身浮肿等。由于病程长，反复发作，急性加重期病情危重，加之家庭、社会等诸多不良因素的影响，患者常常具有下列复杂的心理状态：

1 悲观厌世

患者长期受到慢性咳嗽、呼吸困难的困扰，临床症状进行性加剧，且属于不可逆性，患者自我感觉预后严重，随时都受到死亡的威胁，加之家庭环境、经济条件或周围人群缺乏同情心等诸多不良因素的影响，患者常常表现为悲观厌世，对生活缺乏勇气，对人生不抱希望，对疾病的治疗失去信心，甚至有时对治疗采取不合作的态度，如拒绝输液、吸氧等等。

2 自卑自责

慢支肺心病多发于四五十岁，患者此时正值事业的高峰阶段，因为疾病而被迫提前离开了自己心爱的工作岗位，有的甚至丧失了工作能力，这时患者常常怀有自责、沮丧、情绪低落、消极自卑等心理。又因为呼吸储备功能减退，为了节省氧耗，以极大限度地满足自身对氧气的需求，患者需要尽可能减少体力活动，基本上长

期保持卧床状态，这样又会使上述不良情绪愈演愈烈。

3 忧虑郁闷

调查报告显示，肺病患者严重憋喘时的心理问题，以忧郁居于首位，有学者认为，焦虑是最突出的表现。临床观察可知，症状不能及时缓解，患者的言语表达困难，是导致忧郁和焦虑的重要因素，此时患者对护理工作可能会提出各种各样的问题，甚至责难。

4 紧张恐惧

康复期患者一般来说已经习惯了患者这一角色，同时以为自己的病将长期持续，在心理上要持续地依赖医生的治疗及他人的照顾；另外，由于对急性期的感受过于敏感，而不愿意

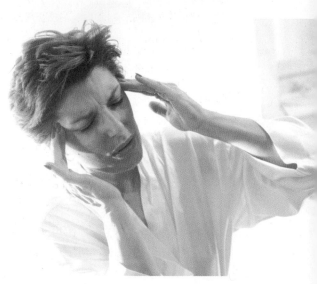

出院，并由此产生紧张恐惧心理，这些均不利于疾病的康复。

通气功能测定、换气功能测定、血液pH值和血液气体分析等。

如何做好肺病患者的心理护理

> 对肺部疾病患者尤其是反复发作的患者，采取心理护理措施时应当特别关注以下几个方面：

第一，改变不良的情绪，解除呼吸困难和焦虑的恶性循环。

第二，改变与肺部疾病有关的不良行为和生活模式。

第三，提高对病理心理状态的认识并给予积极处理。

第四，指导和鼓励应用最好的自我照顾，加强肺功能检查，主要包括

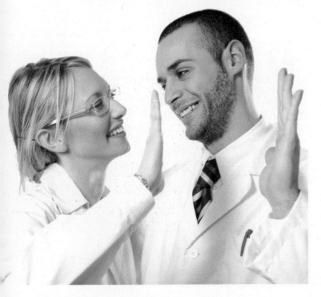

肺病患者如何放松精神

> 情绪极大地影响着肺病患者的病变。国内有人对200例肺病患者进行问卷调查，发现约50%情绪不稳定的患者神经质分值偏高。紧张情绪如果过度且是持续性，极易导致肺病患者生理功能紊乱，诱发或加重哮喘等症状。

肺病患者平时应学会放松自己，消除不必要的精神紧张。可以用这样的方法，例如选择一个不受人干扰的安静场所，背靠椅子，舒适地坐着，双腿分开同肩宽，双手放在大腿上，手掌半开。把注意力集中在呼吸上，用鼻子吸气时心里对自己说"吸气"，用嘴呼气时心里对自己说"呼气"。并且想象每次吸气时都有令人愉快的轻松情绪翩翩起舞，呼气时不愉快的情绪就逃之夭夭。另外，还可想象可能发生的最坏情况，这样就会平静地把时间和精力用于改善在心理上已接受的那种最坏的情况。

善于分析自己和分配自己的体力和脑力，劳逸结合，使同样需要全神

贯注的不同种类的活动交替进行，活动形式松紧得当，以便控制意念，调整心理状态。为了提高抗应激性，如果不能改变环境，那就改变自己面对环境时的态度，保持有规律的生活节奏。

第一，合理安排即将要做的事情的顺序，为完成这些事情而给自己规定现实的日期。时间上必须留有一定的余地，以免突如其来的事情破坏预定的工作节奏。一个没有明确时间安排的人往往感到有重要的事情没能完成，从而感到焦虑不安。

第二，注意保持一颗平常心，避免在工作、生活中过分地激动。

第三，注意步速不可太快，以便克服紧张的心理。

第四，如果碰到一件不愉快的事情，请勿拖延时间，最好立即处理完

肺心病诊断要点

1.有慢性支气管炎和肺气肿的病史。

2.颈静脉压升高。胸骨旁可见心尖抬举样搏动；肝肿大、腹水和水肿。

3.心电图P波高尖（肺性P波），电轴右偏或右心室肥大。

4.X线检查右心室增大，肺动脉增宽。

5.超声心动图或放射性核素血管造影有左心室功能不全。

毕，以免增加紧张和不安感。

第五，良好的休息可以使人养精蓄锐，更好地消除紧张情绪，因此要合理安排休息，而且要养成午休的习惯。

第六，力求减慢过快的语速，心平气和地谈话。

第七，学会让步。一些问题暂时无法解决，焦虑、紧张又无济于事，甚至会使情况变得更加糟糕，这时不妨作出一些必要的让步，这样可以使自己在心理上获得解脱，缓解矛盾，减轻精神压力和心理负担，对康复大有益处。

第八，不要为小事着急。生活中

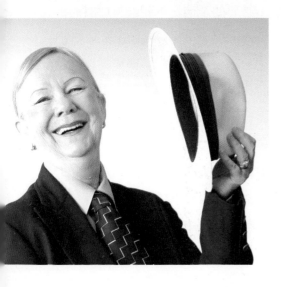

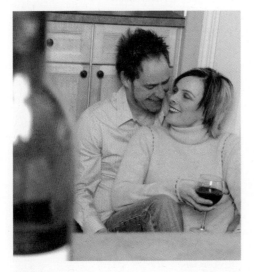

有许多琐碎的小事，如果对此不能妥善处理，而是念念不忘，当然就会因有压力而紧张。

肺病患者如何消除烦恼

因为情绪对肺病患者的生活及发病有不可忽视的影响，所以培养健全的性格，学会控制调整不良的情绪状态，克服情绪障碍，是肺病患者降低发病概率、尽早恢复健康的重要问题。

1 培养幽默感

众所周知，幽默有缓解愤怒和不良情绪的作用。当一个人发现一种不协调的现象时，要客观地观察面前的事实，同时不能使自己陷于激动的状态，最好的办法是以轻松幽默的态度去应付。"日光之下，并无新事"，这句话未免说得太绝对了，其实现实生活中有趣的事情并不少，要善于观察、善于发现。阅读幽默文章，观看相声、小品等文艺节目，都有助于幽默感的培养。

2 增加愉快的生活体验

生活是五味瓶，可以从中体验到各种滋味；不过对个人的身心健康来说，拥有多方面的、愉快的情绪经验十分重要。

首先要自得其乐，不自寻烦恼：可以像小孩子一样对环境中的色彩、声、光、美景及各种事物保持兴趣，持一种欣喜、赞美的态度，享受其中的乐趣。美国心理学家利特尔告诫人们：增加愉快的情绪体验首先要减少不必要的烦恼。不要滚雪球似的扩大事态，当问题第一次出现时就正视它；不要把别人的错误揽到自己身上而自怨自艾；不要总盯着事物的消极面；不要总料想会出什么坏事；不要总认为自己高不可攀；不要贬低自己的价值；不要总认为别人都是醉生梦死行尸走肉的资产阶级，而只有自己是两袖清风根正苗红的无产阶级；不要总觉得全世界都是幸福的海洋，只有自己苦大仇深。

其次要学会自我解脱：烦恼的事总会遇到，但要想得开，要心胸开阔，顺境时感到幸运，逆境时则要勇敢面对，从而使自己拥有良好的心境。同时要多参加有益身心的活动，如听音乐、漫步、野炊、看电影、郊游、钓鱼等。

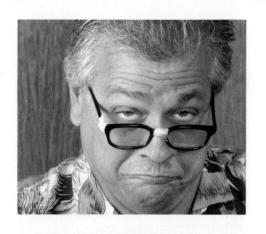

3 使情绪适当地表现出来

情绪既然是人们生活的一个方面，就应当适当地表现出来。情绪的疏泄，尤其是不良情绪的疏泄尤为重要。从心理卫生角度讲，适度的疏泄

可以把不愉快的情绪释放出来，从而使紧张情绪得到缓解。

4 培养合理的情绪

在生活中，每个人都或多或少地会产生一些荒谬的思维和信念，而该思维的倾向如果过于强烈，则容易导致情绪不稳定。用科学的思维取代荒谬的思维，是培养合理情绪，使情绪反应适当、适度的关键所在。

肺病患者如何随季节调养

> 中医主张"四季调神"，即顺应四季变化，调节自己的精神活动。

四季气候的不同变化，使万物形成了春生、夏长、秋收、冬藏的自然规律。人体除脏腑阴阳气血等存在着与四季相适应的关系外，精神活动也必须与四季的变化相适应，才能保持

抗病最前线

一种新型病毒可使儿童患肺炎

美国科学家研究证实，近年来新发现的人体间质肺炎病毒有可能感染儿童。

人体间质肺炎病毒属于副黏病毒家族。美国科学家的最新研究显示，美国的呼吸系统疾病患儿中可能有相当一部分携带人体间质肺炎病毒。

初步研究显示，人体间质肺炎病毒的危害和传染性都没有非典病毒大。

但科学家们认为，不能因此掉以轻心，还需要进一步研究这种病毒究竟会引起哪些症状，以及是否像流感一样具有季节性。

其清静内守的状态。换句话说，就是精神活动要符合自然界的变化规律。

春季，阳气升发，万物复苏，生机盎然。所以人的精神、情志活动也要顺其生长之机，舒展畅达，乐观恬淡。正如《摄生消息论》所说："春日融和，当眺园林亭阁，虚敞之处，用摅滞怀，以畅生气，不可兀坐，以生抑郁。"

夏季，阳气最盛，乃万物繁茂生长的季节，人的阳气也旺盛外浮。因此，在夏季调摄精神情志，要顺应夏季阳气充盛、万物生长的特点，宜使神情舒畅，使阳气泄于外。正如《素问·四气调神大论》所说："使志无怒，使华英成秀，使气得泄，若所爱在外。"不要厌恶夏日炎热的气候，"宜调息静心，常如冰雪在心，炎热亦于吾心少减，不可以热为热，更生热矣"（《摄生消息论》）。

秋季，是万物成熟、天气转凉、阳气收敛、阴气渐盛的季节，人体之阳气亦逐渐开始收敛。所以，人的精神、情志活动也应随之收敛，而不宜轻易波动，以保持精神上的安定、宁静，使神气内敛、含蓄，即所谓"使志安宁，以缓秋刑，收敛神气，使秋气平，无外其志，使肺气清"（《素问·四气调神大论》）。

冬季，阳气沉沦，阴气肆虐，寒气凛冽，万物生机闭藏、潜伏。所以，人的精神、情志活动亦要顺其闭藏之气，不可轻易耗泄。

"春夏养阳，秋冬养阴"，既是四季养生的重要原则，也是对肺病患者四季调神的概括。春夏养阳，既是指人的精神活动要与春夏阳气生发隆盛之机相一致，顺其性动而向外，又指勿过度耗费精神，以便为秋冬养阴打下基础。秋冬养阴，既是指人的精神活动要与秋冬阳气潜藏之机相一致，顺其性静而向内，又指秋冬勿使阴精妄泄，以便为来年春夏养阳打下基础。

总之，有句话叫"天人合一"，肺病患者必须顺应四季的变化，调节精神活动，以保持内外环境的协调统

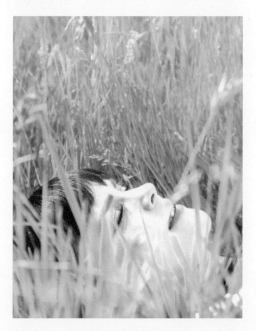

一及精神与形体功能的和谐统一，才能达到祛病养生的目的。

为何说肺病患者要保持心静

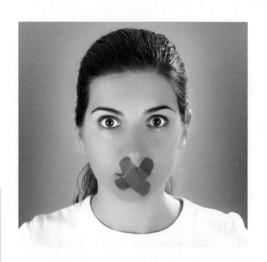

清静养神，是肺病患者精神情志保持宁静淡泊的养生方法。调神养生，首先重视静养。神藏于静，万事万物，感传于心，心神动而难静。过于躁动，神不内守，常常使气血耗损，从而加重病情。

1 防病祛疾

任何情绪的变化，都首先影响到神，然后产生形体的疾病。神由精神情绪体现于外，又主司精神情绪的变化。肺病患者神气静谧不躁，精神情绪活动正常，五脏精气才能活动自如，以抗御致病因素的影响，达到防病祛邪的目的。古人曾说"心乱则百病生，心静则万病息"，道出了静养心神的特殊意义。

2 促进康复

肺病患者心神宁静，能正常发挥其对整体精神情志的主司作用，五脏情志活动正常，气机通畅有序，精气充盛而不易耗损，神气健旺则不易疲劳，身体易于康复。肺病患者清静养神最应追求凝神敛思，以保持思想上清静宁谧，心理上恬淡虚无。但这绝不是指无知无欲、无所事事、胸无大志、毫无抱负的懒汉思想，而是指摒除杂念、神情专注、畅遂情志、精神平静、驱逐烦恼、虚怀若谷的情绪和心理，从而使神气内藏。《黄帝内经》中云："精神内守，病安从来。"这里是强调保持良好的情绪，不妄动躁乱才是养神的关键所在。

在日常生活中，肺病患者若能保持开朗豁达的处世态度以及宁静守拙的心态，使精神情绪始终处于愉快轻松的状态，做到知足常乐，就是得到了静养的真谛，也就是静心宁神的调养方法。

会引起肺病的药物

提起药物在体内的代谢过程，人们总想到肝脏和肾脏，而往往忽视了肺的作用。其实，肺也具有同样的功能，而且是受到药物损害的器官之一。例如由药物引起的肺炎、哮喘、肺水肿、肺纤维化、肺出血、肺栓塞及肺癌等，严重地威胁着患者的健康和生命，故不可掉以轻心。下面简要介绍几种可由药物引起的肺病。

1.药物性肺炎

一般以过敏性的最为常见，常由青霉素、氨苄青霉素、氯丙嗪、磺胺药、呋喃妥因及对氨基水杨酸钠等药物引起的，症状主要有低热、头痛、咳嗽、气急、胸闷、痰多等，肺部透视呈云雾样片状阴影，大多在停药后才能消失。抗癌药甲氨蝶呤可引起过敏性肉芽肿性肺炎，从开始用药到发病一般为12～200日，也有的患者在治疗5年后才发病，其先兆症状有疲乏、头痛、干咳、呼吸困难、皮疹等。当出现这些症状时，应立即停药治疗。其次是引起坏死性肺炎，病情急剧发作。

如应用四环素、链霉素、磺胺药等，患者在用药当天或次日出现胸闷、气喘、寒战等症状，应立即停药治疗。如应用肼苯达嗪、异烟肼、普鲁卡因胺等，还会引起红斑狼疮样肺炎，主要表现有发热、咳嗽、气急、胸痛、胸腔积液，伴有胸膜损害，也应立即停药治疗。

2.药物性哮喘

研究探明，约有10%的急性哮喘是由某些药物引起的。

如阿司匹林可引起过敏性哮喘，且多发生于30岁以上的中年人，尤以患有鼻息肉、神经性鼻炎及增生性鼻窦炎的女性患者居多。近年来，研究发现消炎痛、布洛芬、保泰松、扑热息痛与心得安、噻吗洛尔及奎尼丁、利血平、卡托普利等，也可诱发哮喘，原因是这些药物可抑制体内前列腺素合成或阻断 β 受体。

3.药物性水肿

如美散痛、氯丙嗪等会引起肺水肿，主要表现为突然气急、咳嗽、出现青紫、低血压、心动过速等症状，肺部透视有云絮状或大片状浸润阴影。同样，甲氨蝶呤、阿糖胞苷、丝裂霉素等抗癌药，心得安、利多卡因等抗心律失常药，肼苯达嗪、双氢克尿噻等降血压药，以及氟哌啶醇、三磷酸腺苷等药物，均会导致肺水肿，而美加明等药物则会导致慢性肺水肿。

4.药物性肺纤维化

药物引起的肺间质病变，以逐渐发生的呼吸困难和干咳为主要特征，可伴有乏力、心悸，最后发展为肺纤维化。如治疗肾盂肾炎的呋喃坦啶，致病急剧，大多发生在用药后2小时至2周内，主要症状有发热、畏寒、干咳、胸痛、呼吸困难、周身肌肉酸痛及哮喘等，但在停药后24～48小时消失，再用药时又复发，此称"呋喃坦啶肺"。马利兰（白消安）是治疗慢性粒细胞性白血病的重要药物，但使用 2～3 年后，可引起肺纤维化，即所谓"马利兰肺"，主要症状有低热、干咳、气短、呼吸困难等，且常因呼吸衰竭或并发肺炎而引起死亡。能引起本病的药物有上百种，常见的有博莱霉素、甲氨蝶呤、环磷酰胺等抗癌药，青霉素、四环素类、磺胺类等抗菌药，甲多巴、肼苯达嗪等降血压药，胺碘酮等抗心律失常药，以及青霉胺、苯妥英钠、氯磺丙脲等药物。

肺病治疗常用的止咳药有哪些

止咳药分为中枢性和末梢性两类。中枢性止咳药有可待因、吗啡等，其止咳作用迅速而显著，但这些药有抑制呼吸中枢，引起缺氧以及容易成瘾等不良反应，临床应用频率现在已大大减少。近年来合成了多种非成瘾性止咳药，如咳必清、咳美芬、美沙芬（右甲吗喃）、咳平、阿斯维林（安嗽灵）等，临床上颇受欢迎。

1 咳必清

该药为选择性抑制咳嗽中枢的药物，吸收后部分药物经呼吸道排出，对支气管内的感受器及传入神经末梢有微弱的局部麻醉作用，故兼有末梢性镇咳作用。大剂量对支气管平滑肌有解痉作用，可减轻呼吸道阻力，止咳效能为可待因的 1/3，但无成瘾性。适用于急性上呼吸道感染所致的无痰干咳。不良反应有：偶尔有轻度头晕、口干、腹胀、便秘等，应注意痰多及心脏功能不全并伴有肺瘀血的咳嗽患者忌用，青光眼患者忌用。

2 咳美芬

该药为非成瘾性止咳药，能抑制咳嗽中枢和喉上神经而止咳，一次可维持 5 小时左右。因本品还具有抗胆碱作用，能使痰液变稠而难以咯出，

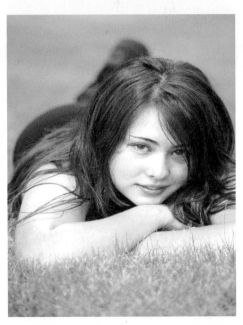

痰量多者不宜用，对干咳疗效较好，青光眼患者忌用。

3 美沙芬

该药也是一种中枢性止咳药，止咳作用比可待因略强，中枢抑制作用微弱，长期服用未发现耐药性及成瘾性，服药后大都在 1 小时内见效，一次可维持 8 ～ 12 小时，对干咳疗效较好。少数患者服后有头晕、无力、胃肠道不适等症状，但较轻微，不影响继续服药，适用于感冒、急慢性支气管炎、支气管哮喘、咽喉炎、肺结核以及上呼吸道感染引起的咳嗽。

4 咳 平

主要通过抑制咳嗽中枢而起止咳作用，并能使末梢支气管平滑肌松弛，有助于加强止咳作用。服药后 20 ～ 30 分钟起效，一次可维持 3 ～ 4 小时。由于该药的结构类似苯海拉明，故有抗组织胺作用。毒性低，无耐药性或成瘾性。有轻度口干、嗜睡等不良反应。适用于呼吸道感染引起的咳嗽。

5 阿斯维林

它是一种新型的非麻醉性止咳药，止咳作用强而持久，不抑制呼吸

中枢，长期服用无耐药性及成瘾性，有明显的祛痰作用，毒性低，不良反应轻，有时可有头晕、胃肠道不适等症状，适用于急慢性支气管炎、肺炎、肺结核等引起的咳嗽。

6 镇 咳 嗪

亦为较新的中枢性非麻醉性镇咳药。镇咳作用优于咳必清，但不及可待因。并且还有显著的局部麻醉作用、支气管舒张作用及轻微的抗组织胺和抗胆碱能作用，并有液化黏痰作用。无明显的不良反应。适用于各种原因引起的咳嗽。

7 胺酰苯吗啉

一种新型的镇咳药。本品具有与可待因相等的镇咳作用，除镇咳作用

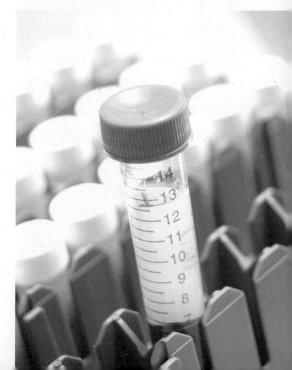

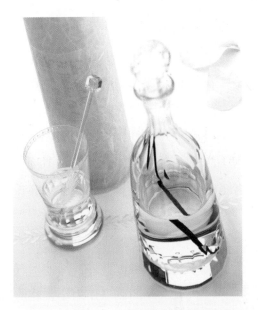

外，还有兴奋呼吸、增强肺通气的作用。能对抗吗啡的呼吸抑制作用。呼吸道梗阻和呼吸功能不全者使用本品后，能改善换气功能，使血液中动脉氧分压升高，二氧化碳分压下降，故适用于各种原因（如呼吸困难、慢性支气管炎和肺气肿等）引起的慢性咳嗽。本品毒性低，长期服用耐受性好，且无成瘾性，大剂量应用时可有血压下降的不良反应。

肺病常用祛痰药有哪些

1 碘化钾

口服后刺激胃黏膜，反射性地增加呼吸道分泌，亦可从呼吸道排出，稀释痰液的作用强。适用于痰少而稠的慢性支气管炎患者，其不良反应为对碘过敏者或长期服用者。可见有发热、不适、上呼吸道出血、喉头水肿、皮肤红斑等症状，停药后上述症状可消失。对碘过敏者及急性呼吸道炎症患者不宜服用。

2 愈甘醚

具有液化黏液的作用，为一种强力祛痰剂，且兼有止咳平喘作用，口服后能刺激胃黏膜，反射性地引起支气管分泌增加，降低痰的黏稠度而起祛痰作用。服后吸收迅速，排泄快，无蓄积作用为其优点。因本品会刺激、扩张血管，肺出血、急性胃肠炎和肾炎患者忌用。

3 必嗽平

一种黏液溶解性祛痰药，一方面能抑制支气管黏液细胞和腺细胞中酸性糖蛋白的合成，另一方面又能分解痰中酸性糖蛋白的多糖纤维，从而使痰液黏度降低，变得稀薄，容易咯出。因此适用于慢性支气管炎伴有黏痰不易咯出者。然而由于它对脓痰中的脱氧核糖核酸不起作用，所以对慢性支气管炎伴有脓痰者疗效欠佳，应与抗生素及其他祛痰药合用。该药不良反应较少，但应注意胃溃疡患者慎用。

4 氯化铵

口服后主要局部刺激胃黏膜而引起轻度恶心，经迷走神经传入中枢，反射性地兴奋支气管、支气管内腺体的迷走神经传出纤维，促使腺体分泌增加，使痰液变稀，黏度降低，易于咯出。吸收后有小量从支气管黏膜排出，在支气管腔内形成高渗，由于渗透压作用而使一定的水分到达管腔，也有助于痰液变稀。此外，稀痰对气管、支气管黏膜的刺激作用小，相应也能减轻咳嗽症状。其不良反应为大量服用出现胃刺激症状和高氯性酸中毒。片剂宜用水溶解后再服，胃溃疡患者及严重肝、肾功能不全者禁用。

5 痰易净

一种黏液溶解性祛痰剂，能溶解黏蛋白，使痰液的黏度降低，易于咯

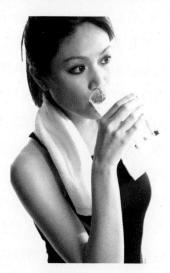

出，以畅通呼吸道，改善肺通气功能。故慢性支气管炎患者痰液黏稠或有脓痰者，可以服用。但它对呼吸道有刺激作用，会引起喘憋，故喘息型慢性支气管炎患者不宜使用，支气管哮喘者禁用。需要注意的是，本品有类似硫磺的臭气，常引起恶心、呕吐、流涕等症状，若患者服用时反应不大，则可以坚持服用。

6 易咳嗪

本品能促进呼吸道的分泌，使黏痰裂断溶解，并具有增强支气管纤毛活动的作用。故服后痰液容易咯出，止咳作用亦较好，还具有抗组织胺作用。

怎样帮助肺病患者排痰

1 体位引流

通过引力原理使黏液流出，需要引流的肺内某处需要处在最高位置，相应的支气管应接近垂直位置。让患者停留在此位置6～10分钟，使分泌物随着地心引力向下流，而便于咳出。由于每个肺段引流体位不同，如需施行各种体位，可请专业医生指导。需要注意不论何种体位都要使患者的头部处于较低位置。

深吸气，再慢慢呼气，呼气时利用肩及手臂的一紧一松来加速震动患者，这特别适宜于协助虚弱患者排痰。

一般做引流、叩击、震动时，在早晨及临睡前各做一次即可。如患有肺不张和急性呼吸道炎症，分泌物极多时，可每隔100分钟做一次，但饭后60分钟内不宜进行。操作时不需脱衣，以免受凉感冒。

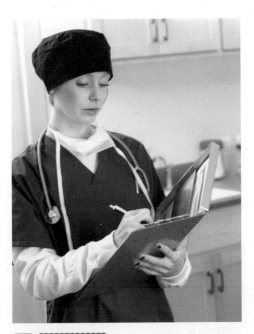

2 叩 击

用手掌拍击患者胸背部。叩击时，手掌呈杯形，即手背隆起中空，叩击者应将肩、肘、腕放松，在手掌与患者胸部之间扣住空气，每次叩击都应该发出空洞响声，患者多无痛觉。如手掌直接与患者叩击部皮肤接触，则皮肤发红并有疼痛，即说明没有扣住足够的空气。叩击时要有节律地、轻轻地依次拍击患者的胸部与背部，根据患者的耐受程度，可叩击3～5分钟。叩击方向可自上而下，自下而上操作，其目的是使黏液在气管中松动。

3 震 动

双手放在患者胸部，然后让患者

晒太阳为何有利于肺病患者康复

> 日光中的紫外线照射皮肤，能杀死皮肤表面的细菌，并使皮肤富有光泽和弹性；促进人体新陈代谢，增强肠壁对钙与磷的吸收；使人体内的胆固醇生成维生素D，而维生素D可促进钙与磷的吸收。因此，日光浴有助于肺病患者的康复。

红外线占日光的65%左右，可透过皮肤渗透到皮下组织从而起加热作用，使血管扩张，促进血液循环和新陈代谢，因此，肺病患者经常晒太阳可提高体温调节中枢的灵活性，增强机体的抗病能力。

进行日光浴的最佳时间，夏季以上午8点钟左右，下午5点钟左右为佳。如果发生头痛、心悸、眩晕、呕吐、恶心等现象，表明照射时间过长，强度过大，应立即停止，并饮水休息，以恢复正常。饭前饭后不宜日光浴，以免日光照射后周身血流量增加而胃肠血流量减少，影响消化吸收。冬天阳光紫外线仅为夏天的1/6，所以更应该到户外去晒晒太阳，以防感冒；冬季体质较弱的肺病患者不宜到户外进行日光浴，可在中午前后开窗，让阳光射进室内直接照射皮肤，这比隔着窗户照射效果要好，因为紫外线透过玻璃时被阻挡了近一半；也可在晴天多穿些衣服到户外晒晒太阳或在阳光下散步。春秋两季可根据患者自身的健康状况而定。

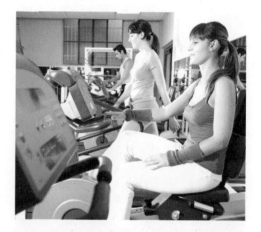

哪些娱乐活动适于肺病患者

娱乐方式的选择可以遵循体脑交替、动静结合的原则。如从事体力劳动的肺部疾病患者，娱乐方式则宜选用需要动脑的，如对弈、吟诗、书法、集邮等，以增长知识，锻炼思维能力；相反，从事脑力劳动的肺部疾病患者，则宜选用体力劳动成分多一些的娱乐，如养花、遛鸟、手工、旅游等，来增加活动量，增强体质。当然，这不是绝对的，有些娱乐活动，如听音乐、看戏剧、打扑克等，对松弛患者的紧张情绪、消除疲劳都有作用。另外，全家欣赏音乐、看电影，或打牌，营造轻松愉快的气氛，创造一个舒适的环境对肺病患者的病情控制有很好的帮助。

肺病患者在娱乐时要注意些什么

1 遵循积极、健康的原则

如果经常沉湎于一些不健康的、低级趣味的娱乐，则易导致精神萎靡不振，养成不良习惯，从而危害肺部疾病患者的身心健康。

2 遵循适度的原则

患者应根据具体情况安排适宜的娱乐时间，不能占用休息睡眠的时间；同时娱乐活动要保持适当的强度，不宜过分疲劳，精神不宜过分紧张，不宜一味地冒险猎奇，以关爱自己的生命健康为要。如下棋、打扑克不必太计较输赢，不要通宵达旦；旅游中不宜过分追求"无限风光在险峰"的信条，务必保证人身安全。

3 **遵循简便可行的原则**

当前随着社会经济发展，人们的物质文化生活水平普遍提高，娱乐活动的档次也随之提高，肺病患者应充分利用现有的条件，根据现有的消费水平，量入为出，因地制宜。只要能达到娱乐的目的即可，不宜不切实际地追求高档奢华的娱乐而劳民伤财，那样不仅会得不偿失，而且对身心健康造成很大威胁。

练书法有助于肺病康复吗

书法艺术与汉字同源。虽然汉字均由点、横、竖、撇、捺、钩、折等笔画构成，但写起来千姿百态，如龙飞凤舞，天马行空，刚柔结合，韧劲健美，令人心旷神怡，获得美的享受。练习书法可以使注意力高度集中，心平气和，绝虑凝神，身安意闲，排除心中忧虑和烦恼，聚精会神，荣辱皆忘。这样可使中枢神经系统兴奋和抑制达到充分平衡，改善内脏功能。挥毫泼墨，端坐凝思，往往使人感到神入幽境，心存高远，是肺部疾病患者修身养性、促进康复的一种理想活动。

总之，书法艺术之所以有助于肺部疾病患者的康复，主要是因其能促进肺部疾病患者的心理健康。它能使人宁心静气，摒除杂念，有助于明心见性，与太极拳、气功有异曲同工之妙。静坐作楷隶行篆之书，有矜躁俱平之感；若挥毫泼墨至痛快淋漓之时，实有焕发心灵空明之效。提笔临砚疾书时，心中繁乱全消，使大脑得到休息，精神紧张消除，使患者感到舒适愉快。书法还能磨炼肺病患者的意志，修炼气质，启发智慧，以达宽

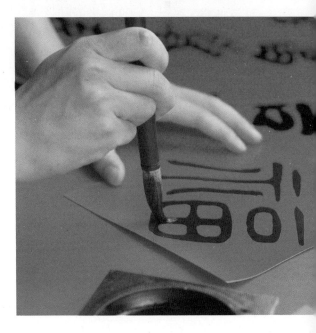

心、强心之益。

肺部疾病患者进行书法活动时，应注意根据个人爱好选择喜爱的名家名帖进行临摹，由浅到深，由易到难，有耐心，有毅力，持之以恒，方能渐入佳境；同时还应阅读有关书法欣赏的书籍，加强对中国传统文化的认识，提高文化修养。

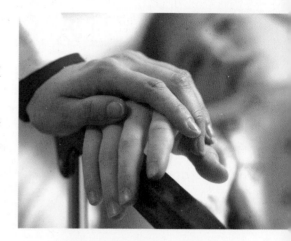

肺容量测定有什么项目及作用

> 肺容量根据肺和胸廓扩张和回缩的程度，肺内容纳的气量产生相应的改变，可分为四种基础容积和四种容量。

潮气容积（VT）：平静呼吸时，每次吸入或呼出的气量。

补吸气容积（IRV）：平静吸气后所能吸入的最大气量。

补呼气容积（FRV）：平静呼气后能继续呼出的最大气量。

残气容积（RV）：补呼气后，肺内不能呼出的残留气量。

以上四种为基础容积，彼此互不重叠。

深吸气量（IC）：平静呼气后能吸入的最大气量。IC=VT+IRC。

功能残气量（FRC）：平静呼气后肺内所含有的气量。FRC=ERV+RV。

肺活量（VC）：最大吸气后能呼出的最大气量。VC=IRV+VT+ERV，或 VC=IC+ERV。

肺总量（TLC）：深吸气后肺内所含有的总气量。TLC=IRV+VT+ERV+RV，或 TLC=IC+FRC，或 TLC=VC+RV。

以上四种容量是由两个或两个以上的基础容积组成。

正常的肺容量值都与测试者的身高、年龄和性别有关，容量值与身高成正比，与年龄成反比，男性要比女性大，种族与体重也会影响测量值。而反映肺部异常最有意义的指标是VC、FRC、RV与TLC。残气容积（RV）与肺总量（TLC）的比值对评价肺总量是非常有意义的。如正常的比值应在20%～35%之间，比值超过35%提示阻塞引起的气体滞留。

什么是纤维支气管镜检查

纤维支气管镜检查是用透光玻璃纤维有规则地排列成纤维束，既能导光传像，又纤细柔软可以弯曲，且具有可视范围大、弯曲性强，直视下可做肺组织活检的特点。纤维支气管镜检可直接观察到声门、气管、支气管直至亚段支气管内部结构的改变，并可经纤维支气管镜活检孔进行刷检、冲洗、抽吸、活检和支气管肺泡灌洗，从而获得组织学、细胞学和病原学的诊断依据，是明确支气管、肺部疾病诊断的重要检测手段。

人工通气对肺病患者有哪些疗效

1 防止水肿液渗出

预防或治疗肺不张，防止或减轻

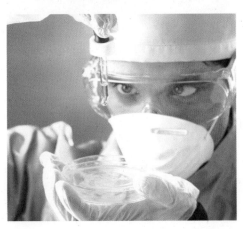

散步是肺病康复的一大"功臣"

在散步行走中，通过四肢自然摆动，全身关节筋骨都得到适度的运动，从而使经络疏通，气血和畅，关节灵活；通过散步，增强肺的换气功能，使呼吸变得深沉，心肺功能得到锻炼加强；散步可锻炼心肌，促进血液循环，改善冠状动脉的血液循环；散步还能促进消化腺的分泌功能，使胃肠道的蠕动加强，食欲增加，这些对肺部疾病患者的康复都是非常重要的。对于病情反复发作，心源性肺部疾病患者及因肥胖而不宜进行剧烈运动锻炼的肺部疾病患者，散步是一种非常理想的锻炼方法。

散步要做到持之以恒。《黄帝内经》说"春三月……广步于庭"，是要求在春三月散步要坚持不懈，只有时间长了，才能使肺部疾病患者身心都得到锻炼，收到良好的运动效果。

肺泡内水肿液的渗出。

2 保证用药安全

保证应用镇静剂或肌松剂的安全。

3 缓解组织缺氧

改善肺部的气体交换，通过调节通气量，可以迅速减轻或逆转严重的呼吸性酸中毒，纠正严重的低氧血症，缓解组织缺氧。

4 缓解呼吸肌疲劳

减轻患者的呼吸困难，降低呼吸肌的做功和耗氧量，缓解或消除呼吸肌的疲劳。

肺病咯血怎样进行紧急自救

1 尽量休息

少量咯血，如痰中带血，一般不必进行特殊处理，适当减少活动量，对症治疗即可；中等量咯血者应尽量卧床休息；大量咯血者必须卧床休息，取患侧卧位，避免引起吸入性肺炎或肺不张。

2 观察抢救

注意体温、脉搏、呼吸、心率和血压等生命体征，记录咯血量，若有口渴、烦躁、厥冷、面色苍白、咯血不止或窒息表现者应及时抢救。

3 镇 静

对精神紧张、恐惧不安者，应解除其不必要的顾虑，必要时可给予少量镇静药，如安定10毫克或苯巴比妥钠0.1 ~ 0.2克肌注，或口服安定2 ~ 5毫克或舒乐安定2毫克。

4 镇 咳

原则上一般不使用镇咳药。咳嗽剧烈者可给予咳必清25 ~ 50毫克，每日3次，或可待因15 ~ 30毫克，每日3次，口服。年老体弱肺功能不全者，咯血时慎用镇咳药以免抑制咳嗽反射和呼吸中枢，使血块不能咳出而窒息。禁用吗啡、哌替啶等，以免抑制咳嗽反射使血液及分泌物淤积于气道内，引起窒息及继发感染。

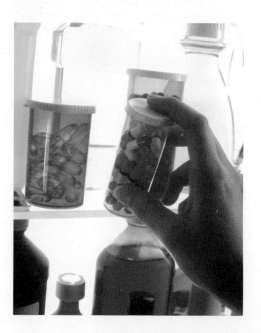

Part2

中篇 肺病与饮食健康

中医理论认为"医食同源"、"药食同源"。很多中草药，既可作为治疗疾病的药物，同时也是很好的食品，就连我们日常生活中的很多蔬菜水果，常常也都具有食与药两方面的性能。

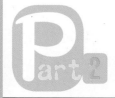

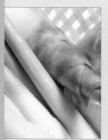 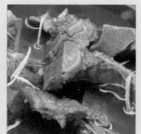 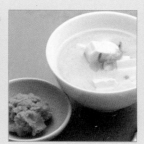 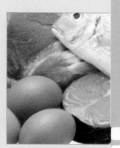

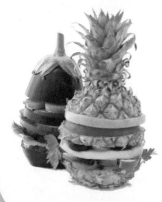 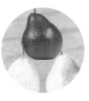 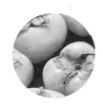

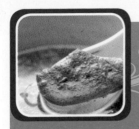

肺结核的饮食疗法

> 饮食疗法,简称食疗,是指应用具有药理作用的食物防治疾病,保健强身的一种方法。

杏怎么治肺结核

甜杏仁 250 克置沸水中泡好,沥水,去皮后捣烂,入水搅成浆,加玉米粉 400 克调匀;白糖 100 克、牛奶 500 毫升、水置锅中煮沸,杏仁、玉米粉浆下锅搅匀煮熟;鸡蛋白 500 克置盆中,打起泡。锅入杏仁糊煮沸,加鸡蛋白拌匀,置抹好油的中盘内,中盘放在入水的大盘内,然后入烤炉中烤熟,取出晾凉食用。功能润肺止咳,润肠通便,滋养补虚。

百合怎么治肺结核

百合 30 克、瘦猪肉块 200 克同煮烂熟,调味食。功能滋阴补虚,润肺清热。

莴苣怎么治肺结核

莴笋 500 克炒熟,入鱼腥草 100 克略炒,调生姜 6 克,葱白、大蒜各 10 克,精盐 2 克,醋 10 毫升,味精 0.5 克,酱油、麻油各 15 毫升食。

菠菜怎么治肺结核

菠菜籽 15 千克、白芨 1 千克、百部 500 克共为细末,拌蜜丸,9 克/丸。每次饭后各服 1 丸,连服。

猪肝怎么治肺结核

雄猪肝、猪心、猪肺各 1 具,均切片,加水煮沸后撇沫,入陈皮丝、

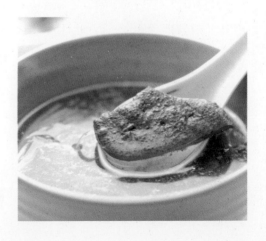

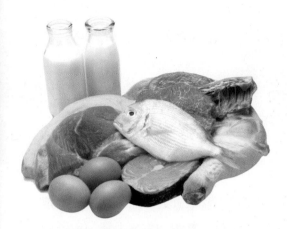

姜丝、料酒各适量煮熟，调食盐、味精，分次食用。功能养心益肺，健脑安神。

鸡肉怎么治肺结核

未生蛋的乌骨鸡肉200克，甜杏仁25克，百部、党参、百合各15克，共炖熟食。

牛奶怎么治肺结核

大米50克加水煮粥，沸后下去核大枣10个煮粥熟，纳入牛奶100毫升、白糖适量再煮一二沸后服用。功能健脾益气，调治肺结核。

鸡蛋怎么治肺结核

枸杞子10克、红枣10个、鸡蛋2个加水同煮，蛋熟后去壳再煮5～10分钟。服2剂/日。功能益气养血。

羊胆怎么治肺结核

鲜羊胆洗净，剪破胆囊，取胆汁焙干研末。饭后吞服0.9～1.5克/日，分2次服，连服3～6个月。

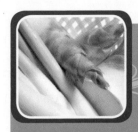

慢性气管炎的饮食疗法

慢性气管炎多由长期吸烟，或经常吸入刺激性气体或尘埃所引起的。是一种以长期、反复加重感染为基础的慢性呼吸道疾病。

苹果怎么治慢性气管炎

苹果2个去核，连皮切碎，搅成苹果浆汁；山楂30克、生何首乌30克切片，晒干或烘干，研细末，入砂锅，加适量水搅匀，煮沸后改小火煨煮稀糊状，入苹果浆汁煨煮5分钟，用湿淀粉调成羹。早、晚分食。

梨怎么治慢性气管炎

雪梨3个去核，切薄片，入凉开水中浸泡半日。1剂/日，早、晚分食。功能清热止渴，润肺降火。

小麦怎么治慢性气管炎

水发海米25克、水发黑木耳20克、黄花菜10克、茭白50克、油菜心30克及笋尖、香菇各式各样5克切细丁；鸡蛋2个放油锅炒好，剁末；细粉丝50克用热水泡开，剁碎，各

种原料置盆中，入麻油、精盐、胡椒粉、味精、葱花、生姜末拌匀成馅。面粉250克加面肥100克以水和成面团，发酵后加食碱揉，揪成20个面剂，擀成圆皮，包入素馅成包子，蒸熟。作主食。

茭白怎么治慢性气管炎

茭白300克去老皮，切片，略焯，晾凉，撒精盐、味精稍腌；海米25克用沸水泡发，泡海米的汁水去泥沙后留用。锅中加油烧热，投海米炸香，烹泡海米的汁水，晾凉后浇茭白片上。佐餐食。功能理气宽胸，补肾壮阳。

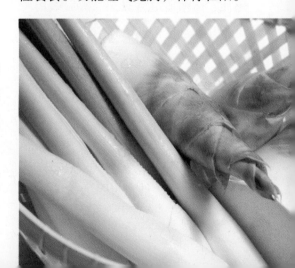

燕窝怎么治慢性气管炎

燕窝泥 12 克与海浮石、海参蛤壳、海参螵蛸各 10 克共为细末，过筛后制成散剂。服 3 克 / 次，3 次 / 日，10 日 / 疗程，一般 5 个疗程可愈。

健康宝典

哮喘患者应注意哪些饮食原则？

哮喘是呼吸系统的常见病，在冬、春两季发病率最高。哮喘患者除应到医院进行正规治疗外，还应从饮食上加以调养。

由于哮喘患者大多体质差、消瘦，因此应补充足够的蛋白质，如多吃瘦肉、鸡蛋、牛奶、大豆及豆制品等，但应少吃虾、蟹、咸鱼、牛奶等食品，谨防过敏。同时，哮喘患者热量消耗大，所以应注意多补充热量，如多吃米、面等。患者还应多吃含丰富维生素和矿物质多的食物，以增强抵抗力。哮喘患者也可采取以下食疗方：

1. 蚯蚓：可将蚯蚓干焙研为细末，装入胶囊服用。每日服 3 克，每日服 2～3 次，对支气管哮喘有一定疗效。

2. 银杏：适用于哮喘痰多者。每日用量 3～9 克或 5～10 枚，煮熟、炒熟、入煎剂均可。本品不宜大量服用，更不能生吃，否则会产生毒性，危害人体健康。

3. 花椒籽：具有平喘、消肿的功效。将花椒籽研为细末，装入胶囊，每粒装 0.4 克。每次服 6～8 粒，每日服 2～3 次，3～7 天为 1 疗程，对支气管哮喘有一定作用。

4. 白萝卜：经霜白萝卜适量，水煎代茶饮，可治哮喘、咳嗽。

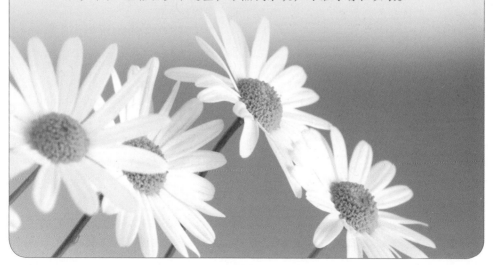

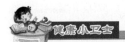

家庭急救的几项禁忌

家中突发意外，旧病复发或受外伤，急救非常重要。然而，不正确的抢救往往是南辕北辙、雪上加霜。应防止以下几种常见的错误抢救方法：

1.急性腹痛忌用止痛药

以免掩盖病情，延误诊断，应尽快去医院查诊。

2.腹部受外伤内脏脱出后，忌立即复位，须经医生彻底消毒处理后再复位。以防止感染而造成严重后果。

3.使用止血带结扎忌时间过长止血带应每隔1小时放松1刻钟，并做记录，防止因结扎肢体过长造成远端肢体缺血坏死。

4.昏迷患者忌仰卧

应使其侧卧，防止口腔分泌物、呕吐物吸入呼吸道引起窒息。更不能给昏迷患者进食、进水。

5.心源性哮喘患者忌平卧

因为平卧会增加肺脏瘀血及心脏负担，使气喘加重，危及生命。应取半卧位使下肢下垂。

6.脑出血患者忌随意搬动

如有在活动中突然跌倒昏迷或患过脑出血的瘫痪者，很可能有脑出血，随意搬动会使出血更加重，应平卧，抬高头部，即刻送医院。

7.小而深的伤口忌马虎包扎

若被锐器刺伤后马虎包扎，会使伤口缺氧，导致破伤风杆菌等厌氧菌生长，应清创消毒后再包扎，并注射破伤风抗毒素。

8.腹泻患者忌乱服止泻药

在未消炎之前乱用止泻药，会使毒素难以排出，肠道炎症加剧。应在使用消炎药之后再用止泻药。

9.触电者忌徒手拉救

如发现有人触电应立即切断电源，或用干木棍、竹竿等绝缘体挑开电线。

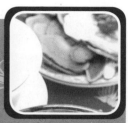

慢性支气管炎是中老年常见病，在药物治疗的同时，正确的择食原则和合理的饮食疗法，是改善症状和提高疗效的重要途径。

慢性支气管炎的饮食疗法

菠萝怎么治慢性支气管炎

稚母鸡1只洗净切块，入锅中加水煮熟后取出，用麦芽糖水稀释后擦鸡身晾干。炒锅上火，放麻油、黄酒烧热，用热油浇鸡全身，直至呈金黄色熟透。再将鸡切成块，配上菠萝片150克，以樱桃10枚点缀。佐餐食之。功能补气生津。

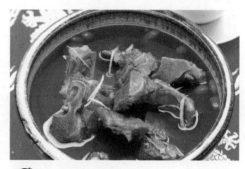

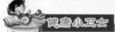

大米怎么治慢性支气管炎

鳝鱼750克去内脏、脊骨、头尾，切段，用少许精盐、料酒擦抹，腌10分钟。锅入大米500克煮沸后搅匀煮8～10分钟至米粒开花，入鳝鱼段，焖至米汤收净，米饭熟透、鱼肉酥嫩；另油锅放葱花、蒜泥炒香，入酱油、白糖、胡椒粉、精盐、鲜汤烧沸制味汁。米饭入碗，放上鳝鲜段，浇味汁。作主食。功能滋补强身，祛风止痉。

哮喘患者如何进行饮食调养？

哮喘患者应该多吃温热、清淡、富含营养和维生素的食物，现将具体的注意事项介绍如下：

1. 饮食宜清淡忌肥腻。

2. 饮食忌过咸或过甜。

3. 饮食宜温热忌过冷过热。

4. 饮食宜少量多餐、细嚼慢咽，不宜过饱。

5. 不喝冷饮及人工配制的含气饮料。

6. 禁忌吸烟喝酒。

7. 避免吃刺激性食物和产气食物。

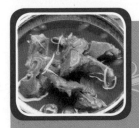

咳嗽的饮食疗法

咳嗽是肺部疾病的一种外在表现，对其治疗，中、西药皆可，但以食疗为最佳。其药食原则以调理脏腑、气血为主。

猪肉怎么治咳嗽

猪肉切丁或块，以狸脂煎汁食。

白菜怎么治肺燥咳嗽

白菜100克、豆腐皮50克、红枣10个，加水炖汤，调油、盐，佐餐食。

猪油怎么治肺燥干咳

鸡蛋3个取蛋清加豆粉100克、山药粉50克和匀，再加蛋黄调成稠糊；肥猪膘肉400克煮熟，入凉水内略浸，取出切丁，焯透，捞出待凉，加蛋糊调匀。锅放素油100毫升烧热，用筷子夹着蘸糊的肥丁，逐个入油锅炸至蛋糊凝固时捞出，掰去棱角，整形。再放油锅，待油烧九成热时，下炸过的肥膘肉丁重炸，至肉丁在锅内发出清脆响声时沥油，装盘。锅放水、白糖250克以小火炒至金黄色，下肥膘肉丁不断炒，入黑芝麻50克炒至均匀地蘸在肉丁上后食。功能补肾益精，润养血脉。

羊肉怎么治肺寒咳嗽

当归、生姜各15克，山药50克，羊肉100克。生姜切丝；山药切片；当归布包；羊肉洗净切块，同入锅，加水，小火煮羊肉熟后放食盐调味服。1剂/日，连服5日。功能温肺，散寒，止咳。

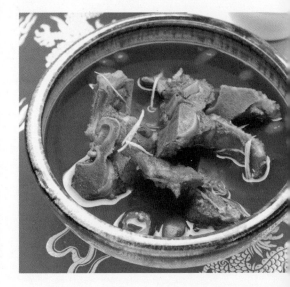

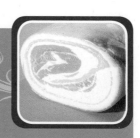

空气污染、环境恶化导致肺癌的发病率逐年上升，肺癌患者多食具有增强机体免疫、抗肺癌作用的食物。

肺癌的饮食疗法

白芷怎么治肺癌

白芷炖燕窝：白芷9克，燕窝9克，冰糖适量。将白芷、燕窝隔水炖至极烂，过滤去渣。加冰糖适量调味后再炖片刻即成，每日1~2次。具有补肺养阴，止咳止血等功效。

蜂蜜怎么治肺癌

蜂蜜润肺止咳丸：露蜂房、僵蚕各等份，蜂蜜适量。上药研末，炼蜜为丸。每日2次，每次6克。润肺化痰、散结消肿。适用于肺癌咳嗽剧烈者。

银杏怎么治肺癌

银杏蒸鸭：白果200克，白鸭1只。白果去壳，开水煮熟后去皮、芯，再用开水焯后混入杀好去骨的鸭肉中。加清汤，笼蒸2小时至鸭肉熟

烂后食用。可经常食用，具有补虚平喘，利水退肿等功效。适宜于晚期肺癌患者喘息无力、全身虚弱、痰多者。

杏仁怎么治肺癌

冰糖杏仁糊：甜杏仁15克，苦杏仁3克，粳米50克，冰糖适量。将甜杏仁和苦杏仁用清水泡软去皮，捣烂加粳米、冰糖及清水煮成稠粥，隔日1次。具有止咳平喘、润肺化痰、润肠等功效。

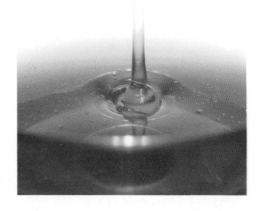

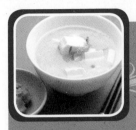

其他肺病饮食疗法

饮食调理对所有的肺病患者来说都很重要，患者要根据自己的病情，选择用适宜的药膳。

橘子怎么治慢性肺炎

豆腐干丝250克，投素油锅炸透捞出；再入干橘皮15克、干辣椒1个稍炸，捞出研末。锅留底油，下干辣椒末、花椒、生姜、葱、豆腐干丝，加黄酒、酱油、白糖、精盐、味精、鲜汤烧沸后改小火略焖，换中火收汁，撒入橘皮稍炒，调麻油食。

冬瓜怎么治肺脓疡

冬瓜子60克、桔梗15克、薏苡仁30克、鲜藕50克、黑木耳5克共煎取汁，调冰糖。频服数次/日。功能清热解毒，排脓利湿。

鸭肉怎么治哮喘

沙参、玉竹各50克布包，老雄鸭1只去毛杂，同加葱、姜、水煮沸后转小火焖煮鸭肉烂熟，去药包。调入食盐、味精。功能补肺滋阴。

豆腐怎么治支气管炎

豆腐500克挖箱子状，纳入红糖、白糖各50克，盖上挖出的豆腐，加水约占豆腐块的1/2煮30分钟。顿服，连服3次。功能清热生津，润燥止咳，化痰平喘。

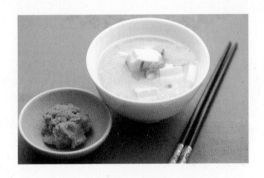

竹笋怎么治气管炎

鲜笋500克去老根，留笋尖，切小滚刀块。炒锅加油烧三成热，投笋尖滑油成熟，沥油，装盘中。另锅加麻油烧热，投葱花、精盐、味精、麻油调成葱油汁，浇笋尖上食。功能健胃消食，润肺透疹。

Part3 下篇 肺病的物理疗法

物理疗法具有安全、无不良反应，易于操作的特点，随着人们自我保健意识的增强，各种各样的物理疗法，纷纷被广泛应用于肺病的治疗。

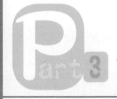
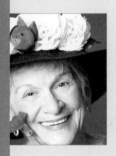
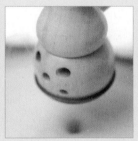
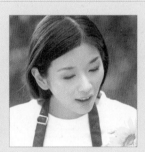
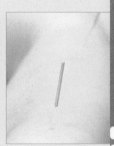
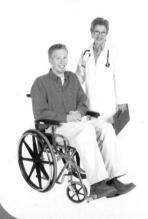
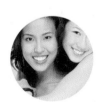
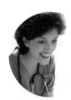
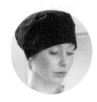

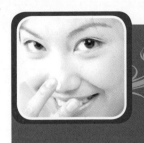

运动疗法

运动疗法又称医疗体育、体育疗法，是借助于运动来调整患者身心、促使其恢复健康和劳动能力的一种方法。

我国是世界上最早应用运动疗法的国家。据有关资料介绍，早在公元前771年，名医扁鹊就开始以体操和按摩的方式来防治疾病。古埃及、希腊和印度的医生们也借助于运动来防治疾病。到了今天，运动疗法已发展为运动医学的一个重要组成部分，是现代临床综合治疗中不可或缺的治疗方法。运动疗法具有健身、抗抑郁、镇静、调节心理等多种功能。下面介绍几种适合肺病患者采用的运动疗法。

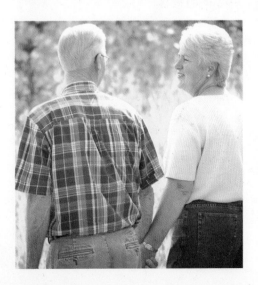

散步疗法

散步是行之有效的健身方法之一。据科学家研究，每天步行半小时左右可明显改善肺功能，但是要注意饭后百步走这种说法并不科学，因为餐后运动对患者心血管有明显的负面作用。所以，餐后2小时应避免运动。

太极拳疗法

打太极拳时深沉、缓慢、均匀的呼吸，对改善呼吸功能大有益处。打太极拳时气沉丹田，长期练习可收到强身健体之效。就是在较激烈的活步推手中也不容易上喘。呼吸功能提高，表明肺的功能增强，这样自然就可以减少肺病的发作。太极拳是一项适合慢性阻塞性肺病缓解期患者练习的运动项目。此外还有游泳、交际舞等项目，也都非常适合这类患者锻炼，这里就不再详细叙述。

五行疗法

人体是一个以五脏为中心的有机整体，任何一个脏器都不是单独存在的，与其他脏器都存在着相互依存的关系，五行疗法讲究内外双修、五脏同调，是注重调养的一套整体疗法。下面为您介绍调节肺功能的具体做法。

第一，调整呼吸使之悠长、舒缓，身体盘坐，单手以虎口托住下颌。

第二，左右手交替，下搓至锁骨，

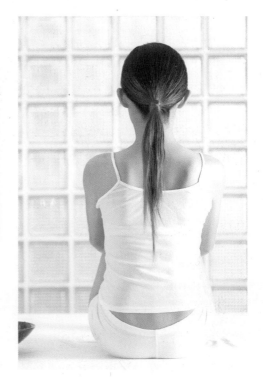

名家诊答

受损肺脏在平时有哪些症状表现？

1.早晨起来口中有异味。

2.口中经常有痰，且是黄痰或白痰。

3.清晨有咳嗽、气喘、上不来气的现象。

4.咳嗽或吐痰时，有血丝。

5.空气干燥就咽喉疼痛、咳嗽不止。

6.刷牙或吃饭时总是干呕、胃口有轻微不适感。

7.易鼻塞、感冒、流涕、嗅觉不灵、喉咙发痒、声音嘶哑。

左手搓时鼻吸气，右手搓时口吐气，每只手算一次，早晚各做 45 次。

可在运动之前先做鼻吸口呼动作，之后再操作此行法。宜在日出和日落的时候做。

养肺功

中医根据季节变化可对人体产生影响的规律，总结出了秋季肺气容易受损的理论，提示人们在秋季应注意适应天气的变化，小心保护肺气，避免发生感冒、咳嗽等疾病。为此，宜练养肺功。

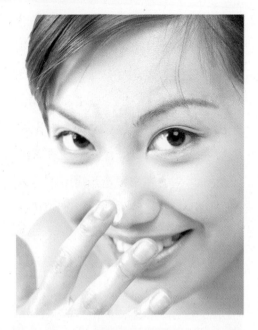

第一，摩鼻浴鼻。不少人鼻腔黏膜对冷空气过敏，秋季一到，便容易伤风感冒。因此，在夏秋交季之时，经常按摩鼻部很有好处。将两手拇指外侧相互摩擦至发热，然后用拇指外侧沿鼻梁、鼻翼两侧上下按摩30次左右，然后，按摩鼻翼两侧的迎香穴15～20次。每天按摩1～2遍，可增强鼻的耐寒能力，亦可治伤风、鼻塞等。另外，每日清晨或傍晚用冷水浴鼻则效果更好。可将鼻浸在冷水中，闭气不呼吸，少顷，抬头换气后，再浸入水中。如此反复3～5遍。也可把冷毛巾敷在鼻上。

第二，洗冷水浴。洗冷水浴可以提高身体耐寒能力、促进周身血液循环，还可以预防感冒、支气管炎，另外还可以改善心血管及神经系统的功能。可从夏末开始洗冷水浴，先用温水，逐渐改用冷水，同时用毛巾擦身。长期进行这种锻炼，精神清爽，皮肤润泽，不易感冒。

第三，弯腰撑体。端坐，全身放松，调匀呼吸，然后，两腿自然交叉，躬身弯腰，两手用力支撑，上抬身体3～5次为1组。可根据个人体力，反复做3～5组。注意两臂支撑时要用力，用力时最好屏住呼吸。身体向上抬时要尽量躬身；双腿自然交叉，是为了避免借助双腿的力量支撑身体。所以，要用臂力，不要用腿力。这种方法可以通肺气，疏通肺的经脉，具有调养肺气的作用，对肺气虚损及风邪伤肺均可起到调养的功效。

第四，捶背。端坐，腰背保持直立，微闭双眼，放松，两手握成空拳，轻轻捶脊背中央及两侧，各捶3～5遍。捶背时要屏住呼吸。同时可以叩齿5～10次，并缓缓吞咽津液数次。注意捶背时，要从下向上，再从上到下，沿背捶打，注意要先捶脊背中央，再捶左右两侧。捶背可以顺畅胸中之气，疏通脊背经脉，预防感冒受凉，同时具有调养肺气的功效。

第五，按搓喉部。上身端直，坐立均可，仰头，颈部伸直，用手沿咽喉缓缓向下按至胸部。双手交替按搓20次为1遍，可连续做2～3遍。注意按搓时将五指张开，虎口对准咽喉部，自颏下向下按搓，可适当用力。可收到止咳化痰的功效。

第六，按压天突穴。用拇指按压天突穴10～15次。可以止咳平喘。

矽肺的气功疗法

矽肺是由于长期吸入游离二氧化矽粉尘微粒所引起的、可影响到呼吸功能的尘肺病，是一种危害严重的职业病。其主要病变为肺实质的结节形成和广泛纤维化。国内外专家学者对矽肺的治疗都进行了大量尝试，但均无满意疗效。气功疗法作为治疗矽肺的一种尝试，近年来逐渐引起了人们的关注。大量临床观察发现，练气功可有效地改善矽肺患者呼吸系统功能。

气喘、胸痛、咳痰、咳嗽是矽肺的四种明显症状。练习气功3个月后，这些症状明显好转，具体表现为气喘好转，胸痛消失，咳痰减少，咳嗽减轻。除呼吸系统症状好转外，全身情况也同样开始有所好转，如疲乏倦怠感消失，腹胀消失，食欲增强，感冒次数减少，感冒后引起肺内感染程度明显减轻等。通过肺功能测定发现肺最大通气量，平均可以60升/分钟升高到83.4升/分钟。肺活量也有显著升高。化验检查发现矽肺患者比较特异的指标铜蓝蛋白也发生了显著的变化。尤其是显微镜检查血液中的白细胞，发现过度老化的中性粒细胞(有7～8个分叶)明显减少，反映了机体再生机能变得旺盛。上述疗效是以往长期的药物治疗所见不到的，这充分显示了气功疗法在治疗矽肺方面所具有的优势。

分析气功治疗矽肺的结果，并不是说通过气功锻炼可以排除肺内的矽结节和消除纤维化改变。气功疗法的作用主要是在于调整了全身各系统的功能状态，在全身情况好转的基础上，呼吸系统的症状也就顺理成章地得到了改善。这进一步体现了气功心身同练的特点，也体现了中医的整体观念。

矽肺患者可以选用的气功功法有：吐纳功、站桩功、自我经穴导引法等。患者可根据自身情况选择适当的功法，以整体锻炼为基础，综合运用调身、调息、调心三种练功手段，只要掌握练功原则，坚持长期锻炼，自然能逐步改善呼吸机能，增强体质，达到防治疾病的目的。

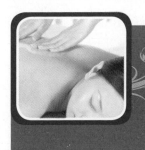

按摩疗法

按摩是一种适应范围十分广泛的民间物理疗法。可分为伤科按摩、正骨按摩、脏腑按摩、经络按摩、保健按摩、急救按摩、点穴按摩等多种按摩手法。

一般来说，按摩疗法具有如下功效：一是扩张局部血管，增加血液和淋巴液等循环，以改善局部组织的营养状态，促进新陈代谢病理渗出物或滞留体液的吸收；二是诱导深部组织的血液流向体表，或使一部分血液滞留于局部，或使深部组织充血，以减轻人体内的充血现象，促进病理产物的消散；三是增强肌肉的弹性和张力，调节肌肉机能，缓解病理紧张并排出有毒代谢产物；四是影响神经机能，使其兴奋或镇静，振奋精神或解除疲劳，从而达到治疗疾病的目的。现在介绍两种行之有效的防治肺病的按摩手法，希望能对您有所帮助。

足部按摩疗法

足部某些特定部位是脏腑经气输注和聚集之处，在足部特定部位给予一定的按摩刺激，可治疗相应的脏腑疾病。

在进行足部按摩时，要求持久、有力、均匀、柔和，以渗透内里来达到治疗目的。持久，是要求手法操作能依规定持续一定时间；有力，是指手法操作具有一定的力量，这种力量又要依病症穴区的不同而增减变化；均匀，是指操作手法要有节奏性，频率稳定，力量协调，给予患者协调稳定的刺激，使之产生良好的感觉，有利于调整治疗；柔和，是指操作手法轻而不浮，重而不滞，注意用力不可粗暴生硬，动作转换要自然合于要求，使人感到按摩力度适中，刺激准确适度。

足部按摩的操作步骤：

第一，食指第一、二指关节弯曲扣紧，其余四指握拳。以拇指、中指为基垫，垫于食指的第一关节处，固定。

第二，着力点是食指第二关节。

第三，施力处是拳头、手腕、肘。

第四，适用反射区是脑、脑垂体、额窦、眼、耳、斜方肌、肺、胃、十二指肠、大肠、心脏、脾脏、胰脏、肝脏、胆囊、腹腔神经丛、输尿管、膀胱。

注意肺在足部反射区的定位是在足底前部，左侧肺在右足，右侧肺在左足。

足部按摩的注意事项：

第一，当血液循环出现障碍时，

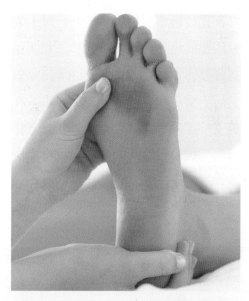

新陈代谢减慢，细胞中沉积有尿酸、尿素等毒素，常出现各种不适，这时按摩足部可促进尿酸、尿毒的排出。肾、输尿管、膀胱是人体重要排泄器官，在按摩治疗中，这三个反射区为重要按摩区域。开始时可先按摩肾、输尿管、膀胱三个反射区，结束时还要反复3次按摩这三个反射区。

第二，双足1次治疗时间，一般病人为30～40分钟，重病患者根据病情适当缩短为10～20分钟。

第三，接受按摩后，患者要饮温开水300～500毫升，并且要在半小时内饮完。严重的如肾病、水肿、心力衰竭者，可根据病情适当减量。

注意有外伤者，治疗时应避开伤处。

迎香穴的具体位置和作用

寻找方法：

取穴时一般采用正坐或仰卧姿势，迎香穴位于面部，在鼻翼旁开约一厘米皱纹中（在鼻翼外缘中点旁，当鼻唇沟中）。

主治疾病：

鼻炎、鼻塞、鼻窦炎、流鼻水、鼻病、牙痛、感冒等。尤其是当您上齿牙痛时，指压迎香穴，可以快速止痛。

比较敏感的患者，按摩后可出现发冷、低热等全身不适症状。此属正常现象，不必处理，一般继续治疗数天后不适症状即可消失。有些患者在接受治疗后尿液颜色变深，并且气味很浓，这是因尿酸、尿素大量排出所致，对治疗一般没有影响。

如果长期接受足部按摩可能导致双脚痛觉迟钝，宜用温盐水浸泡半小时后再开始按摩。

最后要注意，宜在饭后1小时以后进行。

鼻部按摩疗法

所谓"鼻为肺之窍"，鼻是呼吸系统的窗户。肺部有病，会直接反映到鼻部，如出现鼻塞、流涕等。反过来，按摩鼻部也可以疏通脉络，通宣肺气，增强肺及呼吸道功能，同时可有效防治鼻炎、鼻息肉、副鼻窦炎及多种肺病。

鼻部按摩的具体方法落实在"点、揉、擦"三字上。"点"即点按迎香穴：全身放松，舌尖轻抵上腭，凝神调息，气守丹田。双手慢慢托气上行，将双手中指指尖点于迎香穴，待有酸胀感后，再顺逆各按6～12次，以迎香穴发酸、发胀、发热为度；然后采用同样方法按摩鼻梁两翼。"揉"即揉捏鼻梁：用拇指、食指和中指指腹自睛明穴循鼻梁向下揉捏至迎香穴，双手交替各揉6～18次。"擦"即上下擦鼻：将中指指腹贴于鼻梁，其他手指贴于面部，中指用力，上下揉擦双侧鼻梁部，上至印堂穴，下至地仓穴，揉擦次数则以局部发热为度。

药物按摩疗法

在进行药物按摩时，可取姜、凤仙根、桂皮、樟脑各适量。姜、桂皮同捣，掺入樟脑，以凤仙根蘸药按摩前胸和后背，每日按摩2～3次，每次半小时左右。适用于肺结核、盗汗、气喘、咯血等。

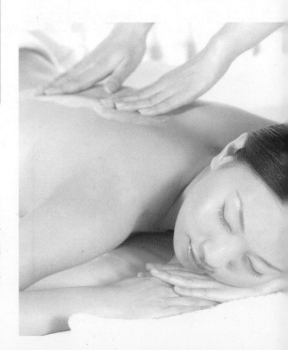

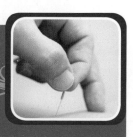

针灸疗法

针灸疗法最早起源于我国，是有着悠久历史的传统医学疗法，几千年来，曾为维护广大群众的健康发挥了重要的作用。

20世纪70年代后期，针灸逐步走向世界，并且在欧美等发达国家掀起了一股"针灸热"。针灸可用来治疗妇、儿、五官、内、外科的多种疾病，这其中也包括肺病。

针灸治疗方法十分丰富，经常有人误认为针灸就是"扎针"，其实针灸除了针刺外，还包括艾灸、穴位注射、穴位贴敷、耳穴贴压、三棱针、梅花针、火针、皮内针、小针刀、激光针疗、微波针疗、电疗、磁疗等其他方法。但应用得最为广泛的还是针刺和艾灸，其他疗法可以根据具体病情酌情选用或配合应用。临床实践证明，针灸疗法可以有效治疗肺病，下面介绍几种常见肺病的针灸疗法。

肺病的针灸疗法

穴位：尺泽、合谷、列缺、孔最、肺俞、足三里。

操作手法：每日治疗1次。高热患者可用针刺放血，取十宣大椎穴。耳针可以肺、肾上腺、皮质下等穴为主穴。咳嗽配支气管、交感、喘促者配胸、内分泌，每日针灸1次。

肺炎的针灸疗法

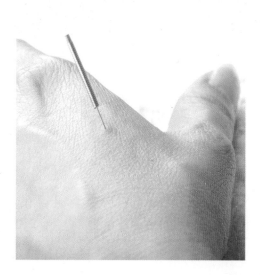

肺炎多属急性发病，临床上以高热、气急、胸闷、寒战、咳嗽为特征，少数患者可能会有血痰。

87

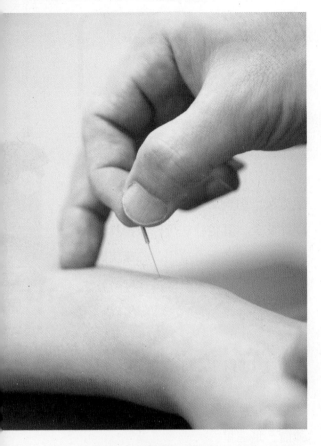

穴位：膺窗、肺俞、大椎、风门、外关、曲池、足三里。

操作手法：每天针灸1次，重症可重灸2～3次，10天为1个疗程。

肺结核的针灸疗法

肺结核是一种慢性消耗性疾病，由结核杆菌在人体免疫力低下时入侵人体所引起，具有一定的传染性，一般来说，青少年患者比较常见。

1 肺阴亏虚的针灸疗法

本型多因平素禀赋不足，抗病力减弱以致感染结核杆菌，或常与肺结核患者接触而发病。由于肺阴亏耗，肺络损伤，则出现干咳少痰，或咯出黄痰，或痰中带血、纳差消瘦、午后潮热、颧红、盗汗、口干舌燥、心烦失眠、脉细数等症状。

穴位：穴位分以下3组，可以交替应用。

1组：心俞、肺俞、内关、足三里、三阴交、太渊、太溪。

2组：孔最、大椎、肺俞、结核穴。

3组：膏肓、肝俞、风门、肺俞、中脘、足三里。

若阴虚者，加三阴交、太溪；咯血者，加百劳、手五里、列缺；盗汗者，加复溜；潮热者，加鱼际、间使；心烦失眠者，加神门。

操作手法：取手太阴经穴、背俞穴，用补法。

2 肺阳亏虚的针灸疗法

本型因肺气虚衰，脾肾阳虚，则咳呛咯血、形寒恶风、形体消瘦、喘息气短、身体浮肿、大便溏薄等症状。

穴位：穴位同肺阴虚型。若阳虚者，加膻中、关元；食欲不振者，加公孙、中脘。

深呼吸加咳嗽可帮你有效清理肺部

春天总是空气干燥、粉尘飞扬，呼吸道感染是这个季节临床上的常见病症。

肺是人体主要的呼吸器官，要想让它时刻保持清洁，有个最简单易行的办法，就是在空气清新的地方，进行深呼吸和主动咳嗽，这样便能达到清理肺部的效果。

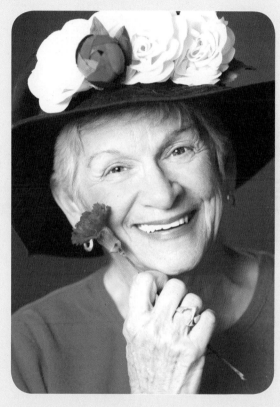

保护肺是日常保健的首要任务，人体每时每刻都通过肺吸入氧气，呼出二氧化碳。也正因为如此，自然界中的病菌、粉尘、微生物、金属微粒及废气中的有毒物质，很容易通过呼吸进入肺脏，刺激、支气管、气管和肺组织。这些物质积聚在肺组织上，既损害了肺脏，又会通过血液循环影响到体内其他脏腑的健康。因此有必要通过深呼吸和主动咳嗽来及时清理肺部。

所谓深呼吸，就是胸腹式呼吸联合进行，可以有效排出肺内残气及其他代谢产物，吸入更多的新鲜空气，以供给各脏器所需的氧气，提高或改善脏器功能。

可以选择空气新鲜的地方进行胸腹式联合的深呼吸，这类似于瑜伽运动中的呼吸操，吸气时，先使腹部膨胀，然后使胸部膨胀，达到极限后，屏气几秒钟，逐渐呼出气体。呼气时，先收缩胸部，再收缩腹部，尽量排出肺内气体。反复进行吸气、呼气，每日进行2～3次，每次持续3～5分钟。

另外需要提醒注意的是，平时多主动咳嗽几下，也是积极的保健动作，可保持肺部清洁、增强免疫力、保护呼吸道不受损伤。咳嗽是一种保护性反射动作，能清除呼吸道中的异物或分泌物，而这些物质是引起肺病的原因之一。

可以在每天起床后、午休或临睡前，在空气清新的地方做深呼吸运动，深吸气时缓慢抬起双臂，然后主动咳嗽，使气流从口、鼻中喷出，再下垂双臂。如此反复8～10遍，尽量排出呼吸道内的分泌物。

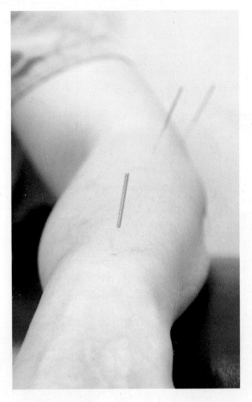

操作手法：取手太阴经穴及背俞穴，用补法。

肺结核咯血的针灸疗法

第一，体针穴位：常用穴为尺泽、孔最。备用穴为内关。

操作手法：一般仅用常用穴。采用气至病所的手法，将激发感传到咽喉或前胸，如能出现口干、咽喉发凉、胸部发紧等患者自觉现象最佳。为了易于激发气至病所的针感，应该令患者平卧针刺。以平补平泻手法，持续运针2分钟，留针20～30分钟，每隔5～10分钟行针1次。每日1～2次，严重咯血者可2～3次。

第二，注射穴位：太渊、肺俞。

操作手法：药物为地塞米松注射液。用7号针头垂直刺入太渊穴0.3～0.5寸，呈45度角刺入肺俞穴0.5～0.8寸。针头上下提插，待得气后，回抽无血的话再注入药物，每穴2.5毫克，每日1次，连续3次为1疗程。可以配以抗菌、抗痨等药物。

第三，皮肤针穴位：颈动脉搏动区。

操作手法：将针在颈动脉搏动区内，沿一侧或两侧的颈动脉有规律有节奏地叩击，自上至下地反复弹刺。保持中等强度，频率保持在180次/分钟左右，刺激时间据具体病情而定，一般须持续10～30分钟。如疗效不明显，可再叩刺孔最穴，手法同上。每日1～2次。

第四，电针穴位：孔最、内关。

操作手法：每次只取一侧穴。以2寸毫针进针得气后，将针柄与电针仪接通，电流定为1.8毫安，输出电压为0.2伏，采用方形波，频率160次/分钟，连续脉冲波刺激30分钟至数小时不等，应视病情而定。一般于发作时针刺。

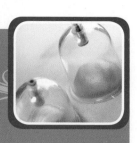

拔罐疗法是一种以罐为器具，借助热力使罐吸附在俞穴或应拔部位的皮肤上，造成局部充血或瘀血的一种治疗方法，可用于治疗多种疾病，且都能收到显著疗效。

禁忌证与注意事项

1 禁忌证

（1）浮肿病，或水肿者。

（2）皮肤过敏，全身枯瘦或皮肤失去弹力者。

（3）烦躁不安者。

（4）出血性疾患、重度失血及有出血倾向者。

（5）孕妇的下腹及腰骶部。

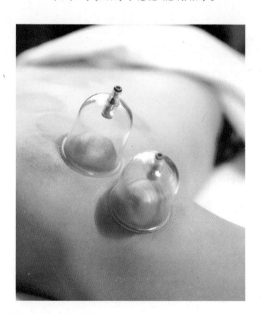

（6）妇女月经期。

2 注意事项

（1）拔罐过程中，体位切勿移动，以免火罐脱落。

（2）拔罐部位的皮肤要平坦，肌肉应比较丰满，拔之前最好先洗净擦干。

（3）根据病情和施治部位，选择大小合适的火罐。

（4）如用棉球或棉棒蘸酒精或用液体酒精法，所用酒精不要过多，燃烧时注意不要烧热罐口，以免烫伤局部皮肤。

（5）骨骼突出部位、血管丰富部位，以及心尖搏动处、乳房等部位，一般不宜拔罐。

（6）治疗局部如毛发较多，应涂凡士林油。

（7）拔罐可机械地刺激皮肤，反射地影响大脑皮层，通经活络。拔罐的种类有充血性火罐（罐吸引后皮肤潮红）、瘀血性火罐（罐吸引后皮下出血，皮肤上出现紫点或紫斑）。头痛、感冒宜在太阳穴拔充血性火罐，哮喘、支气管炎可在背部肺俞穴拔瘀血性火罐。

（8）依具体情况选定闪火等拔罐方法，并迅速将罐扣在已选定的部位上。

（9）根据病情拔罐，一般为轮流取穴，一次不宜过多。局部瘀血尚未消退时，不应于原部位重复拔罐，另外每次可拔一个或同时拔几个火罐。

（10）拔罐时间应视罐的大小及吸力强弱而定。大罐吸力强，拔 3～5 分钟；小罐吸力弱，拔 10～20 分钟。

（11）患者取舒适体位，使肌肉放松，并裸露施治部位。

（12）拔罐时注意保温，防止着凉。

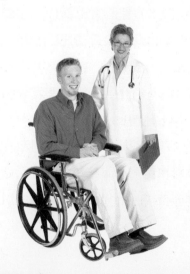

（13）起罐时，施术者应一手持罐，一手用手指轻轻按压拔罐周围皮肤，使空气缓缓进入罐内，然后取下。起罐时切忌硬拉或旋动。为防止拔罐局部擦伤，起罐后可于施治部位涂擦凡士林。

（14）拔罐时应注意避免烫伤或灼伤。局部如有烫伤时，可涂龙胆紫等药物。局部起水泡时，小的不需处理，消毒包扎即可；大的应在消毒后用无菌空针吸出积液，保留疱膜，然后涂用清凉油，也可辅料后用凡士林纱布包扎，或用地榆、大黄、寒水石各等份，共研细末，用麻油调膏外敷。实践证明，拔罐疗法可以有效地治疗肺病，下面介绍几种常见肺病的拔罐疗法。

肺纤维化的拔罐疗法

肺在体合皮，其华在毛。皮肤、汗腺、毫毛等组织处于身体表面，可谓是抵御外邪侵袭的屏障。拔罐可以使皮肤相应的组织代谢旺盛，吞噬作用增强，促使机体恢复正常功能，调整阴阳失衡情况，使疾病逐渐痊愈，温热刺激能扩张血管，改善充血状态，促进以局部为主的血液循环，加强新陈代谢，使体内的废物、毒素加速排出，还可以改变局部组织的营养状态，增强白细胞和网状细胞的吞噬能力，增强血管壁通透性，增强局部耐受性和机体的抵抗力，能起到清热解毒、温经散寒等作用。

拔罐时治疗肺纤维化一般选用胸背部皮肤，脊柱两侧则为拔罐的常用部位，操作时一手执罐（竹罐、玻璃罐、陶瓷罐均可），另一手用夹子夹住点燃的酒精棉球（注意棉球不宜太湿，以免滴下酒精烫伤皮肤），在罐内迅速旋转 1 ~ 2 圈后取出，迅速将罐扣在穴位或选定的部位之上，放置 10 ~ 15 分钟（夏季不要超过 10 分钟），然后用指甲紧贴皮肤，扣着罐边，慢慢揭开取下。注意拔罐时不要使患者受冷受风，在前次拔罐处出现的皮肤瘀血现象尚未消退之前，不宜在原处重复拔罐。

肺气肿的拔罐疗法

肺气肿是气管、肺部疾病严重恶化的结果，以剧烈咳嗽为主要特点，应当结合治咳嗽的方法选择拔罐的部位。

上罐部位：命门区、神道区、前胃区、小肠区为第一组；右肺、前胃下区、上尖脾区、肾区为第二组；左肺上尖、前肝区、肝区为第三组；脾下尖、华盖区、腰中区为第四组。具体操作手法可参照上文拔罐时的注意事项。

肺结核的拔罐疗法

可取肺俞、结核、膏肓穴，以闪火法拔罐，每次 15 ~ 20 分钟，每日 1 次。在肺俞、膏肓、脾俞、三阴交、足三里、太溪等穴施按、揉、推等法。

若肺气不足，症见喘息急促，乏力汗出者，加禅推法于定喘穴，同时按揉中脘、脑中等穴，可收到补肺益气的功效；若见呼吸浅短，甚至张口抬肩，难以平卧者，乃肺肾皆虚，不能主气纳气，可按揉气海、关元、印堂、百会、太阳等穴，以补肺纳肾；若阴虚火旺，潮热显现者，可用拇指按揉天突、尺泽、曲池、大椎、太溪、肾俞、三阴交等穴，以润肺清热、滋阴降火。特别需要提醒注意的是防治结核病的根本在于治疗的同时，切断结核病的蔓延传播。为减少结核病的发病率，应搞好预防接种，并加强社会性的宣传管理工作。

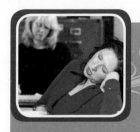

刮痧疗法

　　刮痧是中国传统的自然疗法之一，它是以中医皮部理论为基础，用牛角、玉石等在皮肤相关部位刮拭，以达到疏通经络、活血化瘀之目的。

刮痧疗法简介

　　痧就是在皮肤下面，肉眼看得见的一种红色或紫红色的斑点、斑片，实际上就是渗出于血管之外含有代谢产物的血液。体内的风湿之气和血液里的一些代谢产物，引起了血液循环障碍就会出痧。

　　在采用刮痧疗法时要注意，刮出来的痧和瘀血不是一回事：瘀血多是由外伤引起的，出血量较大，有瘀血的部位会疼痛，活动不便。而刮痧以后出现的红色或紫红色的斑点，出血量很少，是从毛细血管中渗透出来的，刮完以后就不痛了，而且由于痧的排出可以促进血液循环，加快新陈代谢的速度，因此具有治疗的作用。刮痧不仅能治疗肩周炎、颈椎病、腰腿疼、骨质增生等多种疾病，还有调节内脏的作用。这是因为刮痧的具体部位与内脏都是有联系的，如与小指相连的

经络直接通到心脏，与大指相连的经络直接通到肺脏，刮痧时通过经络的传导作用可以调整心肺功能，实际上刮痧是在调动人体自身的康复能力，人有病不一定就必须打针吃药，人体内就有一个很好的大药库，这个药库就是人体自身的经络系统。

　　人体最大的器官是皮肤，皮肤保护着人体不受细菌的侵犯，而且皮肤有代谢功能，刮痧可使毛孔张开，然后把体内的废物通过皮肤代谢出去，这也是刮痧作用的一个方面。当然也不能因此就认为要把全身皮肤都刮一刮，皮肤张开后就会百病全消。刮痧的时候注意要背着风，因为刮痧可使毛孔张开，这时如果被风吹着就很容

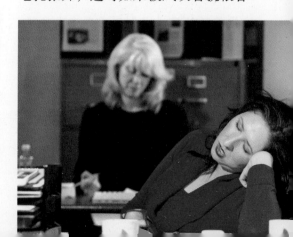

易中寒邪。

注意刮痧时必须用刮痧油，不宜用红花油代替。很多人都以为红花油可以活血化瘀，其实红花油里很多辅药会刺激到皮肤，比如其中含有的辣椒素，对治疗跌打损伤有益，但用于刮痧就会刺激皮肤，使皮肤变得粗糙，甚至会导致过敏、出现黑斑。如果应急状态下用一些麻油是可以的，但是作为一种长期的保健治疗来说效果肯定是比不上刮痧油的。如果不确定该如何做，可以先找医生做一些诊断，教会你刮痧的方法和部位。刮痧前先涂刮痧油，手托住要刮的部位，让患者放松肌肉，然后用刮痧板从上向下刮，刮痧基本的操作方式是从上向下、从里向外，而且刮痧板和身体基本上呈45度夹角，要有一定的压力。一直刮到局部毛孔张开才可以。等到痧退了以后就可以刮第二次了。实践证明，刮痧疗法可以有效地治疗肺病，下面介绍几种常见肺病的刮痧疗法。

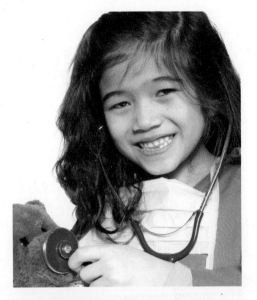

肺结核的刮痧疗法

中医认为属于以下症状的肺结核患者适用刮痧疗法。

第一，正所虚弱　禀赋不足、先天体质不强者，或发育不良的小儿，均易感染本病。

第二，后天失调　如情志不遂，忧思过度，劳累伤脾等。

第三，感染痨虫　感染痨虫即是感染结核杆菌，早在晋代，葛洪在《肘后备急方》中已认识到本病属于慢性传染性消耗性疾病，提到此病"积年累月，渐就顿滞，乃至于死"，而且其传染力强，甚至"可以灭门"。

第四，营养不良　由于生活贫困，饮食营养不足，终致身体虚弱而感染成病。

上述原因，均可导致气血不足，体质虚弱导致感染结核杆菌而引起发病，发病病位在肺，病理特征以阴虚火旺为主。

95

1 肺阴亏虚的刮痧疗法

穴位：太渊及前臂、肺俞至膏肓、中府及前胸、足三里、三阴交、太溪。

操作手法：采用补法，先刮背部肺俞至膏肓，再刮前胸中府及前胸，然后刮前臂，重在太渊，最后刮三阴交、足三里、太溪。中府与肺俞为俞募配穴，再配太渊及膏肓，滋阴润肺；刮足三里、三阴交，扶正祛邪；刮太溪可补肾阴，滋水润肺。

2 阴虚火旺的刮痧疗法

穴位：太渊及前臂、肺俞、中府及前胸、鱼际、孔最至阴郄、太溪。

操作手法：采用补法，先刮背部肺俞，再刮前胸中府，然后刮孔最至阴郄以及整个鱼际，最后刮太溪。肺俞与中府为俞募配穴，再加上太渊可滋阴润肺；鱼际为手太阴荥穴，可清除虚热；孔最为手太阴郄穴，可清热凉血；阴郄为益阴敛汗的要穴；刮太溪可补肾阴。

3 气阴耗伤的刮痧疗法

穴位：太渊及前臂、肺俞至膏肓、三阴交、足三里、膻中。

操作手法：采用补法，先刮背部肺俞至膏肓，再刮膻中，然后刮前臂，重在太渊，最后再刮三阴交和足三里。刮太渊、肺俞、膏肓、三阴交、足三里已如前述，膻中调补肺气。

4 阴阳两虚的刮痧疗法

穴位：太渊及前臂、肺俞至膏肓至肾俞、关元至气海、太溪、足三里。

操作手法：采用补法。先刮背部肺俞至膏肓、肾俞，再刮腹部关元至气海，然后刮前臂及太渊，重在太渊，最后刮足三里、太溪。刮太渊、肺俞、膏肓、太溪、足三里、如前所述，刮肾俞、关元、气海培元补肾，扶正固本。

肺炎的刮痧疗法

穴位：取胸、背部脊椎两侧和肩胛区。

操作手法：用硬币蘸植物油或白酒，刮至皮肤充血，该法适用于发热神昏的肺炎患者。

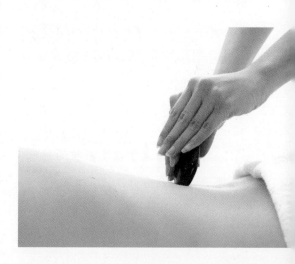

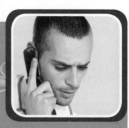

点穴疗法

点穴疗法是治疗疾病的一种方法。既不用药物，又不用工具，仅凭双手在患者的体表穴位上，运用一定的手法，就能达到治疗疾病的目的。

一般而言，点穴的手法可分为压放法、平揉法、经络循按法、皮肤点打法等几种基本手法。此外，还有推运头部法、循压背部法、摇运四肢法及其他一些辅助手法。下文将逐一为您展开介绍。

压放法

压放法是在穴位上进行操作的一种手法，压是指向下压住，放是指往上放开，是互相对立又互相结合的动作。

在平揉法操作完毕后，仍将中指端放在原穴位上，接着向着穴位的深部下压，使指端在穴位的皮肤水平之下，压下即放，放后再压，一压一放为 1 次，一般以 50 ~ 100 次为标准。其次数的增减，仍须结合病情来确定。

平揉法

平揉法是指平地揉捏之。所谓平，即是要保持适当的水平，不能偏斜。揉是指按劲和摩劲两者互相结合的动作。按劲是指用力按住肌肉不动，摩劲是轻轻地摩擦皮肤；静止不动属阴，不停按摩属阳。而揉是将按、摩这两种动作结合在一起，可起到调节阴阳的作用。

平揉法的具体操作是：施术者将中指端点在患者的穴位上，继从拇指端抵住中指内侧第 1 指关节，再以食指与无名指紧压中指第 1 指关节的外侧，以此辅助中指，便于中指的操作。然后，用中指端在穴位上，作圆圈形

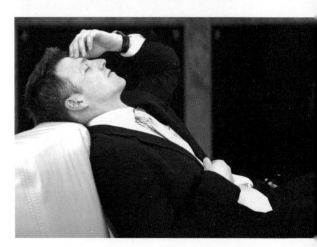

肺气肿患者做康复治疗时有哪些注意事项?

　　肺气肿患者的活动能力减退或丧失各有不同的原因和表现,故而其加入康复治疗计划均有不同的目的。但就总体而言,大多数肺气肿患者康复治疗计划的方法均包括一定形式的体力恢复训练,营养支持,社会心理评价,关于疾病及其治疗的宣传以及动员戒烟等内容。各种康复治疗措施必须要符合如下要求:

　　首先,通过正确的呼吸练习,建立有效呼吸;

　　其次,进行体力锻炼,使康复治疗与患者的体力相适应;

　　缓解已存在的呼吸道阻塞症状;

　　接下来积极防治呼吸道感染;

　　最后,采用符合祖国医学的康复方法。

　　要切实遵守如上注意事项进行康复治疗,才能确保早日康复。

的平揉,注意揉的指端面,应陷入穴位皮肤之下,这样揉动就可以不离开皮肤。平揉1个圆圈为1次,一般以50～100次为标准。而次数的增减,应根据病情来决定。

经络循按法

　　经络循按法是以拇指或中指,在点过的经穴和它的经络线上或揉、或点、或压,往返进行。例如,合谷为大肠经穴,为了加强该经的作用,可在合谷穴至肩髃穴之间选择数穴,反复地揉、点、压。另外还有经络循推补泻以及循按辅助手法以及压按、搓

捻、摩擦等法,以便临床酌情配合选用。循按法的轻、重、快、慢,也须

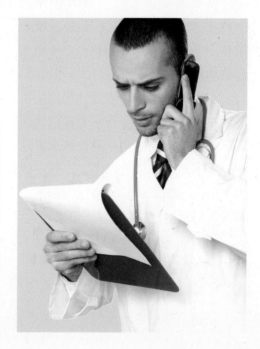

根据患者病情轻重及病程长短，并结合患者体质强弱等因素，灵活掌握。

皮肤点打法

皮肤点打法，仍是用中指端进行操作，先提起中指，离开皮肤约 1 ~ 2 寸远，再将中指端对准穴位中心，向下点打。在点打的时候，注意点打的指力点在皮肤表层，不能打得不平衡。一打一提为 1 次。点打的次数，仍以 100 次为标准。而点打的轻重程度，同样要依据病情来决定。至于点打的速度，一般都是采用快手法。因为快了能够产生热，这就相当于艾灸的作用了。总之，皮肤点打法常与前两种手法配合并用。但对一般皮肤病和荨麻疹等可以单独使用。对湿疹需要配合平揉法。注意热性病患者少用该手法，便秘者禁忌。

其他辅助方法

点穴疗法中的辅助手法，是为了弥补以上几种手法不足的一种补充性手法。点穴部位有头部、背部、腹部、四肢、穴位等。现就其性能和操作手法，逐一叙述如下：

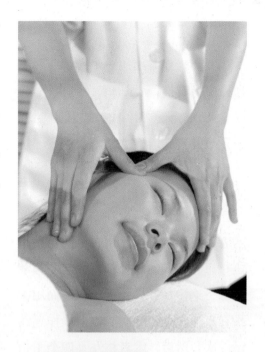

1 推运头部法

推运头部时，先令患者坐端正，术者以两手按住患者两鬓部，再以两手拇指由患者的眉心交替上推24次，继由眉棱骨上方，分别向两鬓旁推，经两耳上际达头部枕骨下风池穴处。向上推时两指尖朝上，推 2 次；旁推至两鬓处，两指尖相对朝里、向上推至两头角，经头维穴向后推 2 次。再在发际中线，两拇指侧面相合，指尖朝上，或指尖挨着皮肤，一齐上压，一边压一边移动位置，移到百会穴处，压 2 次。以上推运方法，可以往返推运数次。用力的轻、重、快、慢以患者感到舒适为宜。此法对于头晕、呕吐、气上逆等症有效。

2 推颈项法

具体操作时可用一个拇指或两个拇指交换着推，从风府穴推到大椎穴，此为 1 次，共推 18 次；再从风池穴推到肩井穴，也推 18 次。

3 压颈动脉弹人迎穴法

施治时让患者坐在一个方凳上，术者站在患者身后，用右手四个手指压在患者的颈动脉处，从上向下移动振颤，这样往返操作 3 次；继而用中指在人迎穴处弹 3 次。以上操作连续做 3 次。然后，术者将左手四个手指放在患者左侧颈部，照右侧也做 3 次。

4 摇运四肢法

操作时如用于上肢则有两种手法。一种是以一手托患者的肘部，一手持其手腕，使患者做伸肘和屈肘动作，往返数次；另一种是以一手按住患者肩关节，拇指在臑俞穴处，中指压在云门穴处，即拇指在肩关节后，中指在肩关节前，一手持腕，使患者上举，接着放下，转向后背，或缓慢地作环绕状运动，连着做 8 ~ 9 次即可。

操作时如用于下肢，则以一手按于膝盖部，拇指在外侧，食、中等指在内侧；另一手持患者的足掌，使其下肢作屈回和伸直的动作，并可作外转伸屈和内转伸屈等动作。次数则以 8 ~ 9 次为宜。四肢摇运法，主要是对运动机能障碍症者用之有效。

5 循压背部法

背部循压法是用拇指在患者的胸椎两侧，即足太阳经的第 1、第 2 侧线，从上而下，先右后左，上轻下重地循压。这样就能起到诱导和抑制作用，对于呕吐、呃逆等上冲性症状最为相宜，可作为一般内脏疾患的辅助手法。每条侧线可循压 8 ~ 9 次。在压完两侧的第 1、第 2 侧线后，可循压脊柱中线。循压两侧足太阳经时，向上约与第 1 胸椎平，向下约至第 7

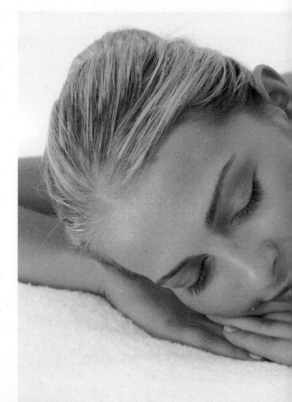

胸椎以下。

6 抚背法

操作时两手中指用力压肩井穴，继压臑俞穴，压穴的同时并作振颤动作；继而以拇指从胛背边沿向下抚推到膈关穴处；然后，从膈俞、膈关穴处，两手向下抚推到肾俞、志室等穴处，接着变掌为拳，用力在这两侧的志室穴处，压住振颤 3 ~ 5 次。此法可重复 3 ~ 4 次。

7 压脊法

两拇指相并，用指端从大椎穴，一节一节地从上往下压，压到阳关穴处为 1 次。可压 2 ~ 4 次，适用于高

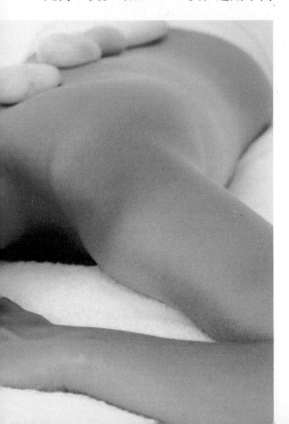

血压患者。

另一种压脊法是用拇指在患者病侧的腰椎边沿压，如患有腰椎间盘脱出症，脱出大部分在第 3 腰椎部位，压时即在第 3 腰椎上下往返各压十数次。

8 振颤法

振颤法又可分为腹部振颤，肩、膝关节及穴位振颤。

（1）腹部振颤　用手掌按住患者的腹部，如中脘、神阙、关元等处。按着稍稍停下，略微振颤几分钟即可。有止痛作用。

（2）肩、膝关节振颤　两掌心按在肩关节或膝关节的两侧，按几分钟以后，两手同时摇动振颤。此法属于局部手法，并有活血止痛之效。

（3）穴位振颤　用中指点在穴位上，重压穴位的深处，略停，做摇振动作，对风湿性关节痛或神经痛有止痛作用。

9 抖振法

抖振法可分为局部抖振法和全身抖振法两种。通过抖振可活动机体组织，能达到舒经络、活血脉的目的。可用于运动机能障碍病症。

抖振法用于手指、上下肢及足趾

等部。如做手指和足趾抖振时，施术者用一手的拇指和食指，捏住患者的手指前端或足趾端，上下摇动抖振患者关节，连续抖振数次即可。

抖振上肢时，术者用两手紧握患者的手腕关节部，即两手拇指靠在患者手背侧的腕关节处，其余手指在掌侧的腕关节相合，然后用力抖振，使整个臂部和肩关节受到抖振，连续抖5 ~ 10次左右。

抖振下肢时，术者一手托着患者的足跟，拇指在内踝下照海穴处，其余四指在外踝下，食指停留在申脉穴处；另一手握着患者的足掌，拇指在足掌下涌泉穴处，其余四指在足背上，食指停留在太冲穴处。然后，握足掌的手用力摇振，托足跟的手用力固定，这样就能使整个下肢发生抖振，连续抖振5 ~ 10次即可。

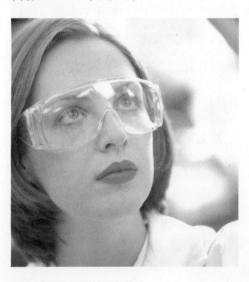

10 切 摇 法

本法在手与足的每一条经络的金穴和木穴部位操作。根据全身气血循环所出为肺金、所入为肝木的理论，每一经的金穴和木穴，是气血循环的关键所在。操作时一根手指切住穴位，作环状摇动；另一根手指压住穴位按揉，以摇指环绕一圈为1次，共做100次左右。本法具有通关节、活气血的作用，可与其他手法配合，适用于落枕、扭伤等病。

11 按住分绷法

此法专用于腰椎间盘脱出症，术者一只手按在第5腰椎以下病侧部位，另一手按在第2腰椎以上病侧部位，两手用力按住。同时向上下分绷为1次。此法可重复50 ~ 100次。

12 举 摔 法

此法专用于腰椎间盘脱出症。首先让患者蹲下，并要求患者两手向上抱头成固定姿势；术者站在患者身后，两臂从患者腋下伸向前方，两手由前向上搭于患者的颈椎部；这时术者全身力量与姿态宜保持固定，接着起身挺立，患者亦随着术者一同起身，这时一定要事先告诉患者保持蹲地姿势，这样就能使患者两脚离地；术者

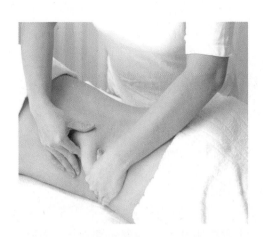

接着由上举变为下摔，举摔过程可连续做 1 ~ 2 次。在这上举下摔的过程中，患者的腰椎部位自然就形成牵引过程。要求患者的抱头姿势固定与医者举摔的用力固定，目的是为了防止患者发生扭闪。

13 压穴法

压穴法是利用两手或一手的拇指、食指和中指，同时压着相对应的 2 ~ 3 个穴位。头部多用此法。在压着穴位时，指端需作揉压和振颤动作数分钟。

（1）前头痛压穴法

拇指压着两攒竹穴，食指压着头维穴，中指压着竹空穴或太阳穴。

（2）偏头痛压穴法

拇指压着太阳穴或丝竹空穴，食指压着头维穴，中指压着率谷穴。

（3）后头痛压穴法

拇指压着风府穴，食指压着风池

穴，中指压着完骨穴。

14 切穴法

不论是经穴或是阿是穴、奇穴，都可使用切穴法。具体手法是用拇指或食指、中指的指甲在穴位上切。切穴时一定要注意切的部位。如果用力过重则容易切破皮肤。除头面手足等

名家诊答

绿色饮食、适量运动可防癌抗癌

事实证明，绿色饮食有明显的防癌抗癌效果。美国一家医院对 300 例肺癌患者做试验，每人每天喝 3 杯胡萝卜汁，3 个月后大部分人都有所好转。美国国立癌症研究所的专家们经过 20 多年的观察研究断定，经常吃胡萝卜的人比不常吃的人，得肺癌的概率少 40%。

日本一份调查结果表明，天天吃蔬菜的人，比少吃蔬菜的人，得肺癌的概率少 50%。科学研究表明，每天进食 500 克蔬菜和水果，有一定的防癌抗癌作用。实践证明，癌症患者不运动或运动量过大，都会降低机体免疫力。应以适量运动为宜。康复期癌症患者，可每天坚持步行 30 分钟，走 3 公里路，以达到本人年龄加脉搏数等于 170 为运动量标准。

处的穴位外，一般最好隔着衣服切。切穴手法的轻重，应根据患者的自身情况而定。此法有止痛之效。如切十二井穴与人中穴，对于急救及醒脑有良好的作用。

15 捏穴法

本法主要用于肌肉能捏的部位，操作拇指压着太阳穴或丝竹空穴，食指压着头维穴，中指压着率谷穴。用拇指和食指，把穴位上的皮肉捏住提起再放松，此为1次。一般做100次左右。本法有宣通活血作用，适用于各种慢性病症。

肺纤维肿的点穴疗法

> 实践证明，点穴疗法可以有效地治疗肺病，下面为您介绍肺纤维化的点穴疗法。

先点阑门，再点建里、气海，再点章门、梁门、石关、巨阙，并以一手捺天突、璇玑、华盖，再点上脘、中脘、建里、天枢、气海并用引气归原法及或中与阴陵泉齐放法。接着治背部及督脉，可按百劳、两肩井，再按肺俞、膏肓、脾俞、肾俞诸穴。注意先用左手按压，再用右手按压，接着在中间按压。适用于肺虚及肾不纳气的肺纤维化等病。

哮喘的点穴疗法

手掌上存在许多能有效治疗哮喘的穴位。哮喘穴位于食指中指分岔处的手掌上。哮喘发作时，应首选此穴，可把数根牙签捆成束轻点此穴。注意要用牙签尖的那一端点压，每次压3秒种左右，可反复压10次上下，操作时需注意刺激力度不可太强。除此之外，手掌上的三间穴和肺穴也能有效止喘。其具体的操作手法与哮喘穴相同。另外还可以轻轻点揉胸腔－呼吸区带，压搓亦可，该手法能提高呼吸器官功能，预防哮喘发作。

健康宝典

点穴疗法的禁忌证与注意事项

1.患者极度紧张或极度疲劳的时候，应先休息半小时左右。这样就可以缓解紧张，恢复疲劳，有利于增进点穴的疗效。

2.在患者饭前和饭后，不能用重手法。否则，患者容易变得疲劳。饭后点穴，须在半小时后进行。

3.患者过饥过饱时均不能点穴，否则对身体有害。

4.患者愤怒、惊恐时，禁忌点穴。

5.凡是远路而来的患者，须休息15分钟左右，再进行点穴。遇到急救情况可以灵活变通。

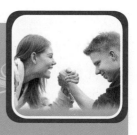

氧疗是近年国内外较为流行的治疗肺病的方法，它对治疗各种肺部疾病有着很好的疗效，下面就将它简要介绍给大家。

氧 疗

氧疗简介

氧疗可用于治疗肺气肿、慢性支气管炎、肺心病等多种疾病，这些疾病的基本病因病理是小气道阻塞，阻塞达到一定程度后即引起缺氧，往往伴有二氧化碳潴留，可造成 II 型呼吸衰竭。I 型呼吸衰竭为单纯缺氧所致，慢性支气管炎、肺气肿早期可出现 II 型呼吸衰竭，但晚期尤其是合并肺心病后即少见。气道阻塞后肺部通气不足，继而出现低氧血症，使得动脉血氧饱和度、动脉血氧分压以及动脉血氧含量均有所下降，然后造成组织缺氧。正常情况下，从大气到气压、肺泡、动脉血、组织之间存在氧降梯度，线粒体水平需有 6.67 千帕（50 毫米汞柱）的氧分压才能维持正常代谢，一般而言，较严重的低氧血症患者，动脉血氧分压小于 6.67 千帕（50 毫米汞柱）就可导致组织缺氧。另外肺气肿、慢性支气管炎、肺心病患者常

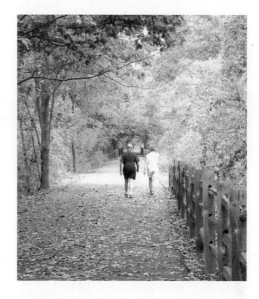

存在心功能不全，血液成分及酸碱状态改变，影响血氧运输以及血红蛋白与氧气的结合和释放，最终都可导致组织缺氧，进而影响机体正常的生理功能或危及生命，故对肺气肿、慢性支气管炎、肺心病患者及时进行正确的氧疗，实为重要的治疗措施。慢性支气管炎、肺气肿患者多存在低氧血症或潜在低氧血症，夜间症状表现得尤其明显。低氧血症可致多种脏器功能不全。目前专家业已肯定，长期坚

持夜间持续低流量（1～3升/分钟）吸氧大于12小时，能延缓疾病进展、降低死亡率、延长生存期、改善心肺功能及提高生活质量。亦可于夜间用机械辅助呼吸，使呼吸肌充分休息，提高白天呼吸能力。

另外，也可将氧疗用于治疗慢性阻塞性肺病，这是一种常见的慢性疾病，患病率及病死率均很高，呈慢性进行性发展，严重影响患者的劳动能力，使其生活质量下降，寿命缩短。稳定期患者的康复治是至关重要的，应着眼于避免再次急性发作，增强生活信心及能力，防止或延缓心肺功能的减退以及预防并发症。

长期家庭氧疗是慢性阻塞性肺病缓解期患者康复治疗的重要措施，是指每天持续吸氧15小时以上，使血氧分压大于8.0千帕。氧疗是近年来治疗慢性阻塞性肺病的重要进展之一。长期氧疗可使肺动脉平均压明显下降，有研究发现氧疗能使急性缺氧时的肺动脉压下降20%，慢性缺氧时下降18%。目前国外多实行长期家庭氧疗，不仅可以降低肺动脉压，延缓肺心病的发生，还可以缓解呼吸困难，改善生活质量。目前，氧疗的技术和方法正在不断地改进和创新，给病人带来了极大的方便。但是要认识到氧疗只是防止组织低氧的一种暂时性措施，绝不能忽略了对病因的治疗。

常用氧疗方法

氧气对人体非常重要，健康人在正常状态下，自然地呼吸空气，并利用其中的氧气以维持新陈代谢需要。在患病或处于某些异常状态时，就需要在家中或诊所、医院通过一定设备吸入氧气。

常用的吸氧方法有以下六种：

第一，鼻塞法和鼻导管吸氧法

这种吸氧方法设备简单，使用方便。鼻塞法有单塞和双塞两种：单塞法是指选用适宜的型号鼻塞塞于一侧鼻前庭内，并与鼻腔紧密接触（另一侧鼻孔开放），吸气时只吸进氧气，故吸氧浓度较稳定。双塞法为将两个较细小的鼻塞同时置于双侧鼻孔，鼻塞周围尚留有空隙，能保证同时呼吸空气，患者较舒适，缺点是吸氧浓度不够稳定。

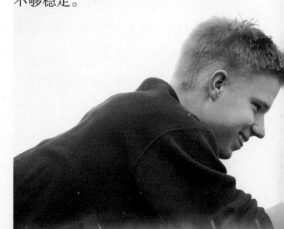

第二，鼻导管吸氧法

鼻导管吸氧法是将一根导管（常用导尿管）经鼻孔插入鼻腔顶端软腭后部，吸氧浓度恒定，缺点是时间长了会有不适感且易被分泌物堵塞。鼻塞、鼻导管吸氧法一般只适宜低流量供氧，若流量比较大就会因流速和冲击力很大让人无法忍受，同时容易导致气道黏膜干燥。

第三，经气管导管氧疗法

是用一根比较细的导管经鼻腔插入气管内的供氧方法，主要适宜慢性阻塞性肺病及肺间质纤维化等所致慢性呼吸衰竭，需长期吸氧。一般氧疗效果不佳者，由于用导管直接向气管内供氧，故可显著提高疗效，只需较低流量的供氧即可达到较好的效果，且耗氧量很小。

第四，面罩吸氧法

可分为开放面罩法和密闭面罩法两种。开放面罩法是将面罩置于距患者口鼻1～3厘米处，适于小儿使用，无任何不适感。密闭面罩法是将

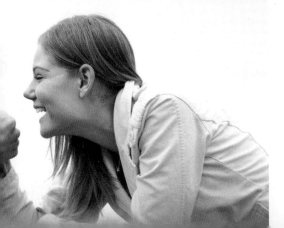

面罩紧密地罩在口鼻部并用松紧带固定，适宜较严重缺氧者，吸氧浓度可达40%～50%，不会刺激到黏膜也没有干燥感觉。但耗氧量较大，存在进食和排痰不便的缺点。

第五，机械通气给氧法

即用各种人工呼吸机进行机械通气时，利用呼吸机上的供氧装置进行氧疗。可根据病情需要调节供氧浓度（21%～100%）。氧疗时一般多用氧气钢瓶，并安装有压力表表明瓶内的储氧量，供氧时安装流量表，可根据需要来调节氧流量。

第六，电子脉冲氧疗法

这是近年开展的一种新方法，通过电子脉冲装置可在吸气期自动送氧，而呼气期又自动停止送氧。这比较符合患者呼吸时的生理状态，又可节省氧气。适宜鼻塞、鼻导管和气管内氧疗。

氧疗注意事项

第一，密切观察氧疗效果，如心跳正常或接近正常，呼吸困难等症状减轻或缓解，则表明氧疗有效。否则应及时寻找原因并进行处理。

第二，一般认为吸氧浓度大于60%，持续24小时以上，则可能发

生氧中毒，因此高浓度供氧时间不宜过长。

第三，氧疗时注意加温和湿化，呼吸道内保持 37 ℃ 的温度和 95% ～ 100% 的温度是黏液纤毛系统保持正常清除功能的必要条件，故吸入氧气应通过湿化瓶和必要的加温装置，以防止因吸入干冷的氧气而造成气道黏膜损伤，以及影响纤毛的清洁功能。

第四，防止污染和导管堵塞，对鼻塞、输氧导管、湿化加温装置、呼吸机管道系统等应定时更换和经常消毒，以避免交叉感染。吸氧导管、鼻塞应随时检查是否被分泌物堵塞并及时更换。

第五，对慢性阻塞性肺病急性加重患者给予高浓度吸氧时，可能因呼吸抑制导致病情恶化，一般以给予低浓度持续吸氧为妥。

氧疗和氧保健的发展前景

氧气对于人类的生存和健康所具有的重要性是不言而喻的。氧疗和氧保健的出现，意味着人类对于氧的需求由完全仰赖自然转变为自觉的争取和追求，在人类使用氧气的历史上又开辟了新的篇章。

氧疗和氧保健是整个社会文明发展的产物。没有生理学、临床医学、预防医学、急救医学的发展和积累，没有化学，特别是过氧化物化学的发展和积累，氧疗和氧保健是不可能产生的。

氧疗和氧保健又是整个社会发展的需要。人们要求优质和健康的生活。正如《世界卫生组织宪章》所指出的，"'健康'乃是人在躯体上、精神上和社会上的完满状态，而不仅仅是指没有疾病的状态"。氧疗和氧保健能够促进人们的身心健康，使之变得精力充沛，承受紧张、压力的能力也有所增强；可增强其自信心和进取精神；延长青春，延缓衰老进程；能提高机体抗病能力，减少疾病发生；一旦发生疾病，可减轻症状、较快康复和避免后遗症。

氧疗和氧保健也是卫生工作的重点，防治各种疾病的需要。当今世界的现实表明，生活节奏不断加速，竞争压力不断加重，知识膨胀和脑力劳动的强度也在不断增加。与此并存的是世界性老年化的趋势，大气污染的难以遏制。氧疗和氧保健可以在非传染病和生活方式病的防治中，发挥其独特的积极作用。

氧疗和氧保健的科学研究，已经

在世界范围内得到重视，人们对于氧供应影响人体生理、病理复杂机制的认识将继续深化。随着认识的深化，氧疗和氧保健有望在临床医学、预防医学、职业病医学、运动医学、老年医学、妇幼医学等领域进一步广泛应用，还将纳入每一位医生斟酌治疗方案的思考范围，发挥更大的作用。随着化学制氧方法越来越安全、简便、可靠，氧疗和氧保健将普及到千家万户，使更多的人从中受益。氧疗和氧保健将在各种人群中得到广泛认同，进入工作、教育、休闲、竞技、美容等领域，成为现代生活方式的组成部分。另外，氧疗和氧保健将增强人体吸入、输送、使用氧气的能力；还将在发挥人的体力潜能、心力潜能、智力潜能和社会潜能方面做更多的贡献。

 名家诊答

慢性阻塞性肺病的自我疗法

呼吸系统疾病是导致患者死亡和残疾的重要原因，其中慢性阻塞性肺病占呼吸系统死因的80%左右。这是一种不可逆的器质性疾病，患病后患者不可能再恢复到正常的状态，但是为了延缓病情发展，并且有效地利用残余的机能，改善患者的生存质量，有必要尽早进行自我康复治疗。下面教给大家几种常见的自我疗法。

缩唇呼吸：可减慢呼吸速度，延长吸气与呼气的时间，降低呼吸肌频繁收缩对氧气及能量的需求，同时借助逐渐增强的腹肌收缩力量，加大肺活量和最大通气量，改善缺氧状态。具体做法：让患者取舒适卧位（坐位亦可），放松全身肌肉，一手放在胸前，一手放在腹部，先闭嘴缓慢深吸气，同时抬起放于腹部的手，然后缩起口唇呈吹口哨状，经口慢慢呼气，使放于腹部的手因呼气而凹下，放于胸部的手则保持静止，这种深呼吸锻炼频率为8～10次/分钟，持续3～5分钟，每天可做3～4次。

腹式呼吸：患者由于肺体积增大，膈肌下降活动度减弱，因而呼吸功能下降，腹式呼吸可利用腹肌帮助膈肌运动，增加肺泡通气量。具体做法是患者取坐位或站位，一手放在胸前，一手放在腹部，吸气时由鼻吸入，尽力挺出腹部，吸气时腹部内收用口呼出，呈吹口哨状。呼吸过程中吸气是主动的，呼气是被动的，通过深长缓慢的腹式呼吸，降低呼吸频率，减少呼吸肌耗氧量，同时增加膈肌运动幅度，加大肺活量，改善缺氧状态。

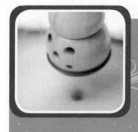

中药鼻脐疗法

中药鼻脐疗法，属中医外治法之一，是一种古老而有效的治病方法，为历代医家临床所重视。这种医疗法具有"操作简便、药简易取、安全可靠、适用面广、疗效显著"和"医者用以治病、患者用以自疗"的特点。

哮喘的鼻脐疗法

1 麻黄细辛散

组成：麻黄15克，细辛、苍耳子、醋元胡各4克，公丁香、吴茱萸、白芥子、肉桂各3克。

制法：共研细末，贮瓶备用，勿泄气。

用法：每取本散适量，用脱脂药棉薄薄裹如小球状，纳入患者脐孔中，外以纱布覆盖，胶布固定，隔日换药1次，10日为1疗程。若贴敷未满2日，脐孔发痒，应及时揭下；如已贴满2日，脐孔不痒，再换药贴敷之，至愈为止。

功用：温通导引，止哮平喘。

主治：支气管哮喘。

疗效：通常连敷1～2疗程后可愈。

2 鼻药方

组成：巴豆霜（去油）、鲜生姜汁适量。

制法：用姜汁将巴豆霜调和成糊状，做成枣核大栓剂，中间留一小孔，外裹一层药棉。贮存备用。

用法：根据病情轻重，每取药栓1～2枚，塞入一侧或两侧后鼻腔内，每日换药1次，每次置入1～2小时，7次为1疗程。待鼻腔内有热感时，症状即可逐渐缓解。

功用：温通止哮。

主治：支气管哮喘，症属风寒者尤宜。

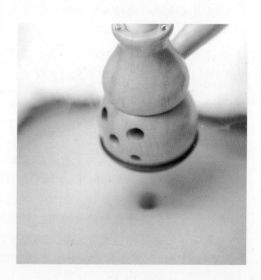

疗效：经治 30 例，治愈 23 例，显效 6 例，无效 1 例。

小儿肺胀的鼻脐疗法

小儿肺胀，常见于肺风、咳喘和麻疹正出忽收之时，邪闭肺窍所致。为儿科临床常见的危重病症之一。此症多因外感风寒或热邪郁于肺脏，痰涎壅塞，闭塞肺窍而起，盖肺开窍于鼻，邪郁于肺，肺气闭结，则清窍不通，致成此症。

一捻金

组成：白丑、黑丑各 15 克（生、炒各半），大黄 30 克，槟榔 8 克，木香 4.5 克。

制法：上药共研细末，贮瓶备用。

用法：每取本散适量，加冰片少许，调蜜水成膏，贴脐部。微见腹泻为度。

功用：逐泻痰饮、理气消胀。

主治：小儿肺胀。

疗效：验之临床，效佳。

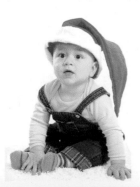

肺风粉刺的鼻脐疗法

肺风粉刺，简称粉刺。多由肺经血热所致。

症状：面部起碎疙瘩，形如粟米，鼻部尤多。色赤肿痛，挤破流出白粉汁。

1 乌香膏

组成：草乌尖 15 克，麝香 0.3 克，大枫油适量。

制法：先将草乌研细末，入麝香同研和匀，再入大枫油于火上调和成膏，备用。

用法：先用生姜（切片）擦患处，反复擦之，再用本膏外涂搽患处。每日 2 ~ 3 次，至愈为止。

功用：疏风泄热，活血通络。

主治：肺风粉刺。

疗效：临床应用，每获良效。

2 二仁散

组成：大枫子仁、木鳖子仁、轻粉、硫黄各等份。

制法：共研细末，贮瓶备用。

用法：每取本散适量，用口唾调和成稀糊状，外搽患处。每日 3 次。

功用：祛风、解毒、杀虫。

主治：肺风粉刺。

疗效：效果良好。

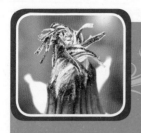

气候疗法

气候可在很大程度上影响人体健康。有些疾病可能因不良气候而发病或加重，有些疾病可能因气候环境改变而好转甚至痊愈。

气候疗法简介

通常，人对气候的突变能够加以防范且逐渐适应。事实证明，有些疾病患者特别是患有慢性顽固性疾病的人，往往由于改变了生活的气候环境而更易得到恢复。近年来，欧美国家已将改变患者所处的气候环境作为一种治病或养生的常见方法，称为"气候疗法"。

人的生理机能同他所赖以生存的气候环境有密切的关系。在一些特殊地理环境下产生的特殊气候条件能对人体各种机能产生作用，并对某些疾病有良好的疗效。气候疗法的主要作用是：人从有害气候环境转移到有益的气候环境中，接受新的气候刺激，从而使机体功能向好的方向转化，提高对疾病的抗御能力，从而达到预防和治疗的目的。气候疗法一般要求常年有相类似的气候条件。如气温、气压、湿度等条件，24小时内变化小，

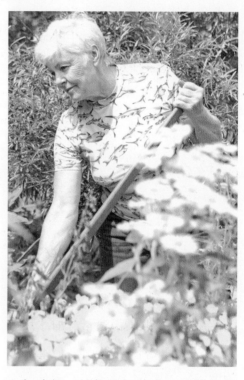

空气清新，植物生长茂盛，这类气候对身体具有保护作用，特别适合老年人疗养疾病。但炎热、雾多、潮湿或寒冷、空气不洁及光照不足等会增加人体的负荷，不适于进行气候疗养。气候疗法适宜的疾病范围较广，可用于治疗肺气肿、肺结核等呼吸系统疾病。

肺病的气候疗法

利用天然的地理气候特点来针对肺病进行治疗，可收到显著的疗效，下面几种有益于肺病患者康复的典型气候：

1 平原气候

海拔300米左右均属平原保护性气候，对机体具有镇静作用，适于肺病患者安静休养，对失眠、高血压患者也较为理想，不过还需考虑当地温差变化及湿度等条件。平原气温较高山气温为高，气压也大，太阳辐射比高山少，气温变化比较小。气候特点是因地形而异，一般太阳辐射充足，无过度潮湿之感。对呼吸系统、神经系统、血管系统的刺激不大，故肺结核患者适宜在平原休息或恢复疲劳。

2 丘陵气候

丘陵是指一般海拔在200米以上，500米以下，高低起伏，坡度较缓，由连绵不断的低矮山丘组成的地形。我国丘陵在东部地区分布广泛。自北而南主要有辽东丘陵、山东丘陵、东南丘陵。辽东丘陵主要分布在辽东半岛上，山东丘陵主要分布在山东半岛

上，东南丘陵则分布在长江以南、雪峰山以东的广大地区。它包括江南丘陵（长江以南、南岭以北）、闽浙丘陵（武夷山以东）和两广丘陵（南岭以南的两广地区）。一般情况下，丘陵地带属于保护性气候，只要自然环境较好，对肺病的疗养都是适合的。

3 山区气候

山区气候的特点是：气温、湿度、气压以及氧分压都随高度增加而递减，山区气候依据不同高度又分为：低山气候（低于500米）、中山气候（500～1500米）、高山气候（高于1500米）。一般最适宜疗养的是海拔1000米左右的地带。海拔1000米以上的属于高山刺激性气候。具有氧分压低、气压低、风速快以及紫外

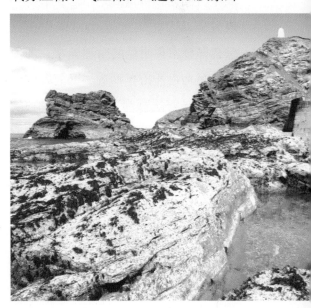

线强等特点，可使红细胞增多，呼吸及心率加快。如对此气候具有耐受性，适于低血压和支气管哮喘恢复期及疲劳过度者疗养。但对失眠、高血压及心脏病等不适宜。

需要注意的是，通常情况下，高山气候对患者来讲是不适宜的，因为到达 1500 米时，氧气密度已减少 20%，当到达 3000 米时，气压降低，致使呼吸困难，容易引起缺氧综合征，同时伴随而来的还有碳酸气体的改变，即在肺内换气增加的同时伴随而来的是血液中碳酸气体因被清洗出去而减少，假若血液中的碳酸气体分压也降低下去，就会影响血液中的酸碱平衡。随高度增高，血液呈现碱性，当到达某种高度时会出现碱中毒现象，同时 3000 米以上地带温度一般较低。因此，到达 3000 米以上，患者即会出现明显的生理异常，即使是健康人也开始有不适之感。因此肺病患者最好选择海拔 1000 米左右的山区地带进行疗养。

山区的另一个特点是海拔越高，阳光照射越强，紫外线含量也越丰富，所以在山区进行日光浴已成为气候疗法中的一个极为重要的组成部分。

日光浴是利用日光对机体进行锻炼和治疗的方法。太阳辐射是人类生

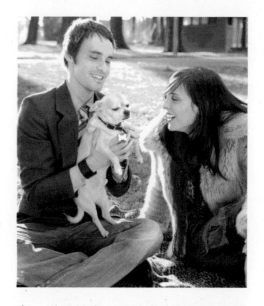

存、增进健康、防治疾病的重要自然因子，关键在于掌握适度，如使用过量，会招致许多不良反应。日光浴可分为全身照射法、局部照射法。要循序渐进，由小量逐步增量，如皮肤明显发红、疼痛，应减量或暂停。值得一提的是有的患者禁忌日光疗法，因人而异，不可一味追求。

另外，山区树木繁多，空气清新，有较好的杀菌作用。尤其是在有瀑布的山区，空气中又含有较多的负离子，它对人体健康极为有益。山区、旷野、森林等地的负离子远比城市要多。城市每立方米空气中一般含有 100～200 个；旷野有 750～1000 个；山区瀑布附近竟多达 20000 个以上。

因山区气候的这些特点，所以患有轻度的慢性支气管炎、肺结核、气

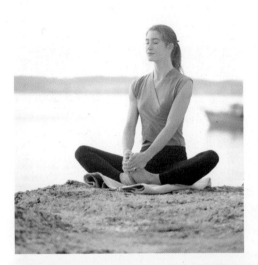

喘等疾病的患者都适宜于在山区进行疗养。像肺气肿、肾炎、老年动脉硬化症等患者，到山区疗养前，最好能在适当高度暂停数日，适应之后，再到中等高度地带去疗养。安徽的黄山，山东的崂山、泰山，浙江的莫干山，江西的庐山和其他许多山岳都是气候疗养的胜地。

4 海滨气候

海滨气候深受大海的影响，四季温差较小，日照充足，空气清新，湿润柔和的海陆风昼夜交替，十分宜人。海风中含有人体所需钙、镁、碘等分子，海洋环境中很少有浮游生物的过敏源，空气清新，可进行沙浴、海水浴及日光浴等。能促进新陈代谢，增强氧的消耗，可镇定自主神经，对肺病的治疗和恢复最为有益。

海滨气候较之山区又有它的独特之处。只要进入海滨地区，面临一望无际的大海，顿感心旷神怡、俗虑顿消。因为海滨空气富有臭氧、盐分和碘，同时由于海浪不时拍击海岸，水珠分裂成微细雾粒，所以海滨空气也含有大量负离子。富含负离子的空气进入人体，能发挥镇痛、止咳、催眠、降低血压和减轻疲劳等多种作用。壮阔的海上风光使人心旷神怡，又有心理治疗的作用。再加海水热容量的调节作用，海滨的气温变化缓慢，以及白天风一般是从海上吹向陆地，所以白天比较凉爽，有利于食欲增强，呼吸功能改善，红血球、白血球、血色素增加，因而肺结核、慢性支气管炎、高血压等患者适宜在海滨疗养。由于紧张而造成的消化不良、神经过敏、疲劳、失眠等症，到户外进行空气浴和让海风吹拂，不久即可恢复正常。各种严重疾患的恢复期，麻疹、末梢神经障碍、百日咳恢复期等也都适宜在海滨疗养。

海水浴则是通过海水的低温、寒冷对身体产生热力作用，而且水温越低，生理作用越强。海浪和水流对身体的压力和按摩会产生机械作用，能改善皮肤的弹性。人为了在波浪中

海藻植物的药用价值得以突破

近来，日本佐贺大学海洋生物工程副教授龟井勇统，利用从海藻中提取的物质，制成不良反应小、疗效持久显著的抗流感药物。

据《日本经济新闻》报道，研究人员用名为"MC26"的海藻提取物试验治疗甲型流感病毒，用量仅为现有抗流感药物的1/3，结果半数以上的流感病毒死亡，而且与药物不良反应有关的细胞毒性也减至原来的1/5。

龟井说，目前的抗流感药物，多在症状出现前疗效明显，但随着流感病毒侵入细胞、不断繁殖，细胞功能受到破坏时，药物疗效却开始下降。"MC26"通过破坏病毒的繁殖能力发挥药效，因而人在长时间感染流感病毒之后使用"MC26"疗效依然良好。

维持平衡，肌肉要运动，从而得到锻炼。溶解在海水中的盐分会刺激皮肤而引起化学反应。海藻的植物杀菌素对人体也有益。进行海水浴的最佳时间是 8：00 至 11：00 时以及 16：00 至 19：00。夏季正午的太阳辐射较强，不宜海水浴。也有些人不适应海水浴，不可一概而论。

要注意初次进行海水浴时，氧分压消耗增加，若在水温较低的情况下，会出现气体代谢急促、血压和脉搏上升，这种不适感会因机体神经的高度适应能力而很快消失。

我国的烟台、青岛、北戴河、三亚、普陀山等地都比较适合肺病患者疗养。

我国是多气候的国家，平原气候、高山气候、海滨气候、森林气候和沙漠气候等多种气候兼有，各种不同的气候对人体有不同的影响，我国疗养气候资源丰富，良好的气候对疗养人员在增强体质、消除疲劳、治疗疾病、调节心理平衡等方面起重要作用，对患有呼吸、神经、血液、循环系统等疾病的患者有较好的治疗和康复作用。

总之，气候疗法和气候疗养有益于人体健康，在条件允许的情况下，肺病患者不妨积极投身其中，健身强体，不断提高生活质量。特别需要提醒注意的是，肺病患者在进行气候疗养的时候要保持心境平和，精神愉快，尽量避免受到紧张、焦虑等不良情绪的影响，这样才能收到更好的疗效。

近些年来，由于人们大量使用合成的化学药品，导致出现了不少不良反应，加上"回归大自然"的呼声日益高涨，人们开始重新评价天然物质的医疗作用了，芳香疗法也因此走入了现代人的视野。

芳香疗法

20个世纪20年代，法国著名医生加特斯特首次在临床治疗中使用芳香疗法。而早在19世纪末，德国就已经有人把森林浴的效果应用到医疗领域上来。当时有人利用森林中天然的温泉水、郁郁葱葱的林木、婉转的鸟鸣、清新的花香开辟自然疗养区，对患者进行治疗。

20世纪60年代初，法国政府在进行肺结核病普查时，发现某家香水厂的女工们没有一个患有肺病。这个现象促使人们对各种香料、特别是天然精油的杀菌抑菌作用重视起来并加以深入研究。目前已经证实的有：苯乙醇和异丙醇的杀菌力都大于酒精；精油中的苯甲醇可以杀灭绿脓杆菌、变形杆菌和金黄色葡萄球菌；鱼腥草、金银花、大蒜等挥发油对金黄色葡萄球菌等有显著抑制作用；龙脑可以杀灭枯草杆菌、葡萄球菌、大肠杆菌和结核杆菌；满山红、百里香等芳香植物的挥发油则具有祛痰、镇咳、平喘等作用。

另外，某些芳香植物具有抗癌作用这一点也得到了证实。例如香叶天竺葵油对抑制肿瘤尤其是宫颈癌具有较好的疗效。

目前国外已有疾病防治所，专门对患者采取芳香疗法：在环境如画的森林公园中，让患者舒适地坐在安乐椅上，一边倾听悠扬悦耳的音乐，一边嗅闻各种芳香植物溢出的阵阵幽香，使患者沉静轻松，处于无忧无虑的状态，以此调节人体机能，促使其尽早恢复健康。

有一位著名医生曾介绍过用以治

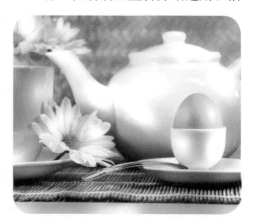

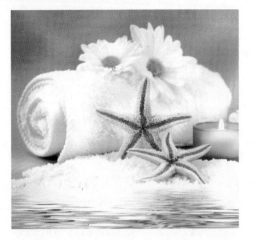

疗身心疾病的嗅香疗法，例如嗅闻麝香可达到治疗眩晕症的目的，而桧树对平衡失调症有疗效。

事实证明，芳香植物可用于治疗各种疾病，比如说，薰衣草香气可以起到镇静效果；桉树油、大茴香油、云杉籽油等可治疗咳嗽、支气管炎等症；康乃馨、茉莉、桂花的香气能够净化空气，抑制结核菌；丁香和檀香可用于肺结核的辅助治疗；欧薄荷油、蔷薇油、桉树油等可治疗口臭；薄荷和紫苏的香气能抑制感冒，减轻鼻塞、流鼻涕的症状；棕榈油、洒花油、蔷薇油等可用来按摩、淋浴，或制成药枕，可治疗神经系统疾病。

在医院里也采用芳香疗法给患者治病，具体做法是在屋内备几种特定芳香剂，然后由5～8名疾病患者与1名医生、1名护士组成的治疗组围桌而坐。护士先给每个患者分发一张记录纸，医生再从箱子里取出芳香剂，给患者闻嗅。芳香剂按一定的顺序循环，最后汇集到护士手中。患者仔细地闻辨芳香剂之后，把香气的名称记在纸上，然后由医生评分，成绩优秀的则给予鼓励。用这种方法，一般每种芳香剂一星期使用2次，各种芳香剂使用12次为1个疗程。目前多种不同的芳香剂可用于闻香治疗。

对于行走不便、卧床不起的老年患者，可采用置香的方法来达到治疗的目的。例如，给予老年患者4种芳香剂，让他们放在常用桌子的抽屉里、皮夹里、枕头下或揣系在怀里，要求每次放置3个月以上。患者经常闻到对人体有益的香气就可早日恢复健康。下面介绍几种有益于治疗肺病的芳香疗法，希望对您有所助益。

玫　瑰

（1）简介　叶片多呈锯齿状，花色多为红色、粉红色，最早起源于保加利亚，目前法国、土耳其、摩洛哥等国皆有种植，精油一般都萃取自花瓣，呈淡黄色，产量一般都比较稀少，100千克才可生产100克左右，通常1千克玫瑰精油叫价300万元左右，有液体黄金的美誉。

玫瑰曾被用作治疗肺病和气喘的良药，也具有安抚情绪的效果。

（2）使用须知　孕妇严禁使用。

（3）功效　用于治疗肺病。

迷迭香

（1）简介　自古即被视为有助于增强记忆的植物，萃取部位是小茎干，其气味有较强的穿透力，迷迭香也常被用于制造男士香水。精油一般是采集其小茎干部分以蒸汽蒸馏而成。

（2）使用须知

身体状况：对头痛、风湿关节、痛风、肌肉痛、促进循环、贫血、气喘、

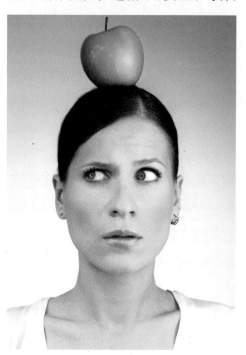

消化不良、支气管炎、感冒有帮助。

皮肤状况：有助于收敛头皮、助头发旺盛生长。

情绪状况：有助于增强记忆、提升能量。

性质：刺激肾上腺皮质、止痛、助头脑、抗菌、收敛、止痉挛、祛胀气、利胆、利心脏、促进伤口愈合、助消化、利尿、保肝、通经、健神经、提高血压、健胃、发汗。

搭配精油：肉桂、雪松、乳香、姜、天竺葵、薰衣草、罗勒、薄荷、香蜂草、红柑等。

薰香：将开水倒入薰蒸台上方的水盆中约八分满，加入5滴精油。有助于活化脑细胞、使头脑清楚、增强记忆力与镇定头痛。

沐浴：把5滴精油倒进一缸约八分满的水中，充分搅动后使精油均匀地分散于水中，能改善贫血症状，促进血液循环，另外还可改善慢性支气管炎、气喘与流行性感冒的症状。

按摩：在10毫升的基础油中滴入5滴精油，轻柔地按摩不适处，可以改善消化不良、减轻肌肉疼痛，另外能收敛皮肤，使之更为紧实。

注意：该精油具有强烈刺激性，高血压或癫痫患者、孕妇均不宜使用。

（3）功效　用于治疗肺结核。

没 药

（1）简介　科名是橄榄科，植物种类是灌木丛。萃取部位是枝丫，萃取方法是蒸馏。

（2）气味　烟味，呈树脂状，略带麝香。

（3）外观　这种有名的灌木有许多不同品种，一般可长到2.8米高，在它灰色的树皮上划个刀口，便会流出黄白色的树脂，树脂干涸后，则变成棕红的硬块，精油便是从这些硬块中蒸馏而得。有些山羊爱嚼没药美味的叶子，因此它们的胡子也常会沾上树脂的香气。

（4）化学结构

酸类——没药酸

醛类——肉桂醛、小茴香醛

酚类——丁香酚

倍半萜——杜松萜烯

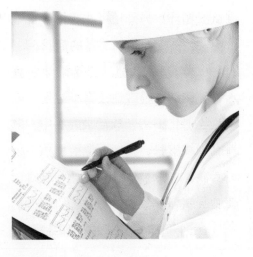

萜烯——松油萜、苦艾萜、没药萜、柠檬烯

（5）应用历史

古代的人们使用没药广泛，埃及人会在每天正午焚烧没药，这是他们太阳仪式中的一部分，他们还把没药、芫荽及蜂蜜调在油膏中治疱疹。事实上，它在医疗方面的用途极广。没药甚至能做出最好的木乃伊。保养品，特别是面膜里也常可发现它。

（6）功效

抗菌、抗微生物、抗炎、收敛、具香胶特质、除臭、祛肠胃胀气、消毒、利尿、通经、化痰、杀霉菌、激励、利胃、催汗、补身、利子宫、治创伤。

（7）心灵疗效

能提振虚弱不振的精神，也能让炽烈的情绪冷静下来。

（8）身体疗效

①肺中有过多黏液时最适合用没药，因为它有特别的干化作用。它对一般的肺部问题有很好的效果，可清肺，并治疗支气管炎、感冒、喉咙痛、黏膜发炎、咽喉炎及咳嗽。也能治疗腺体的发热现象，这是由病毒引起而伴随着喉咙痛的一种病症。

②对所有的口腔问题和牙龈异常均有绝佳的功效，能为口腔溃疡、脓漏、牙龈发炎、海绵状牙龈提供良好

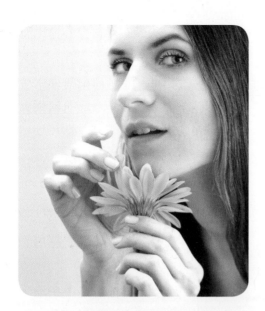

广藿香、檀香。

（11）注意事项　是通经药，避免在怀孕期间使用。

尤加利

（1）简介　原产地是西班牙，尤加利味道清澄但有一点冲鼻。萃取部位是叶子及细枝。一般是采集其叶子及细枝部分以蒸汽蒸馏而成。

（2）使用须知

身体状况：对花粉症、缓和感冒、血液循环、关节炎、风湿、发炎溃疡、肌肉酸痛有帮助。

皮肤状况：可用于消炎止痛。

情绪状况：可用于澄清思绪，集中注意力。

性质：有止痉挛、抗菌、除臭、止痛、利尿、促进伤口愈合、祛痰、退热、降低血糖、驱蠕虫、镇静、利子宫的效用。

搭配精油：芫荽、安息香、丝柏、杜松、茶树、薰衣草、香蜂草、柠檬香茅、百里香。

薰香：将开水倒入薰蒸台上方的水盆中，约倒八分满，再加入5滴精油。其香味能澄清思绪，也可用于消除因感冒和花粉症而引起的头部沉重感。

沐浴：把5滴精油倒入一缸约八

的治疗。也能改善胃部异常发酵而引发的口臭。是胃部的补药，能激励胃口，可止泻、疏通胀气、减轻胃酸与痔疮的病情。

③对妇科问题有较大助益，可处理经血过少、白带、念珠菌感染、及子宫的诸病症。

④能刺激白血球，活化免疫系统。它能直接抵抗微生物，使病体快速康复。

（9）皮肤疗效

它对防止组织退化很有效果，尤其是有伤口坏疽的情况。它清凉的功能可帮助愈合皮肤溃疡与疮，还能改善流汤的伤口及龟裂的皮肤。有效对抗湿疹及香港脚。

（10）适合与之调和的精油　安息香、丁香、乳香、白松香、薰衣草、分满的水中，充分搅动后使精油均匀地分散于水中，能缓和关节炎、风湿症的不适感，可降低体温，减轻感冒的症状。

按摩：在 10 毫升的基础油中滴入 5 滴精油，轻轻地按摩，可缓解肌肉酸痛、促进血液循环以及改善伤口发炎溃疡的状态。

注意：尤加利是一种有高度刺激性的精油，高血压与癫痫患者最好不要使用。

（3）功效　用于治疗肺气肿、结核病。

欧白芷

（1）简介　属于草本植物，产地为比利时、日本、英国、俄罗斯中部，多生长于潮湿地带，生命力非常旺盛，精油来自蒸馏其根部，香味为带有泥土味的甜麝香、青草味，用于制造男士香水。是良好的滋补品和止咳祛风的良药。

历史临床记录：欧白芷被认为是神圣的植物，具有使人纯洁的功能，欧洲人曾用它来对抗流行瘟疫，日本人视欧白芷为延年益寿的佳品，尤其是可减轻肺脏、肝脏的疼痛，可用于阻碍蛇毒快速蔓延，对不孕症也有效。

另外还能缓解头晕，对放松心情也有一定帮助。

（2）使用须知　使用浓度不宜过高，在皮肤上使用后，要避免被太阳晒到，孕妇禁用。

（3）功效　强化肺功能，减轻压力。

洋茴香

（1）简介　洋茴香是中东地区给这个世界的献礼，现在则可在欧洲较温暖的地区、或是北非和美国发现它。人工培植可达 60 厘米高，长有纤细的羽状叶和小白花，一般而言，棕灰色的种子在蒸馏前才碾碎，这样做可以增加萃取量。

（2）使用须知

适用肤质：一般在身体上使用，脸部不宜使用（怀孕期间不可使用）。

搭配精油：豆蔻、雪松、月桂、芫荽、橘、花梨木等。

使用方式：薰香、蒸汽、按摩、湿布。

（3）功效　有助于改善绞痛、消化不良、绞痛及胀气（特别是由神经紧张引发者）；又因为洋茴香属于暖性的精油，对呼吸困难和气喘均有很好的疗效，并可用于治疗感冒。

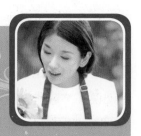

园艺疗法

很久以前，人们就发现，在花园里散步，具有镇静情绪和促进康复的作用。现在，经过医务人员的科学研究证实，园艺疗法可用于肺病的辅助治疗。

注：改善肺病患者的心理状态，同时利用植物香味达到宜肺清肺的功效。在此，本节没有为读者介绍具体的治疗步骤，患者可视自家周边环境，合理选择场所进行调养，同时，应避免一些环境和空气质量差的场所，否则，一味教条遵行会导致病情加重或反复。敬请注意。

园艺疗法简介

园艺疗法有着非常悠久的历史，古埃及医生给精神病患者治病的方法之一，就是让患者在公园之中自由活动。早在1个世纪之前，美国一家医院就已开始为患者实行园艺疗法。现在，园艺疗法更被认为是补充现代医学不足的辅助疗法，是能够协助患者减轻病痛的有效方式。园艺疗法能够用于治疗多种疾患，目前都能收到较好的疗效。

园艺疗法的目的与种植蔬菜、花卉、果树等园艺工作的目的不同。园艺本身注重蔬菜、花卉、水果等植物的品质和收获，有一定的技术要求；园艺疗法注重如何去改变一个人的身心，并且更多地考虑到如何方便患者早日康复。这是两者之间的一个显著差别。园艺疗法让患者在培养花草的过程中，唤起对生命的渴求，从而达到提高身体素质的目的。国外许多医院正在采用园艺疗法，该疗法在疗养

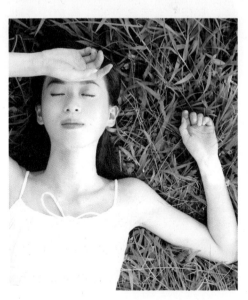

院、养老院以及康复医院也被普遍采用。美国有一所著名的医院致力于对患者施行园艺疗法。该医院的园艺科主任说："这些患者需要一定的体力活动和社会交往，让他们在医院的花房和庭院里种植鲜花和蔬菜，为他们提供一个适当的体力活动、施展劳动技能和增加相互交往的机会，帮助他们增加自信和自尊，有助于提高疗效，从而促进他们尽快康复。"

在国外，园艺活动被人们认为是一种享受疗法，是收效颇佳的疗法，它不仅对不少老年患者的治疗效果显著，而且对医治有精神或身体缺陷的患者，以及肺病患者，同样有很好的疗效。另外，园艺疗法也被许多养老院所采用。当老人们看到自己亲手栽种的金盏花、大波斯菊、牡丹花等蓬勃开放时，绚丽多彩的花色和扑鼻而

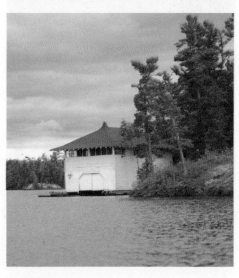

来的花香，一扫其精神上的萎靡不振，使其变得情绪高涨。

园艺是备受人们欢迎的户外活动之一。人们从事养花或种植蔬菜等活动，放松自己的心情，充分享受大自然的乐趣，有助于缓解工作和生活中的压力。平时难得出门的老年人，通过园艺活动，也能感觉到自己越来越年轻，从而重新唤起对美好生活的憧憬。

身体方面的功效

① 强化机能

生命在于运动，如果不能频繁运动的话，人体各方面的机能则会出现衰退现象。局部性衰退会导致关节、筋骨萎缩，全身性衰退会导致心脏与消化器官机能低下，易于疲劳等。在从事园艺活动的过程中，从播种、扦插、上盆、种植到整地、浇水、施肥等活动，每时每刻都需要用到眼睛，同时患者的头、手、足都要运动，这就意味着园艺活动为一项全身性综合运动。肺病患者有时需要长期卧病在床，这就容易引起精神、身体的衰老，而园艺活动是延缓衰老的最好措施之一。

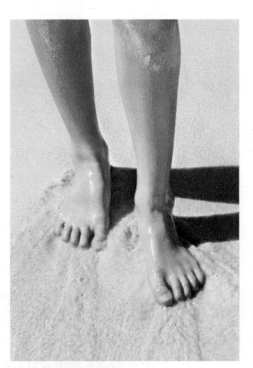

精神方面的功效

1 增加活力

投身于园艺活动中，可使肺病患者忘却烦恼，产生疲劳感，加快入睡速度，起床后精神也会变得更加充沛。

2 调节心理

一般来讲，红花使人产生激动感；黄花使人产生明快感；蓝花、白花使人产生宁静感。由此可见，让肺病患者适当地欣赏花木，可帮助他们调节自身的心理状态。

3 放松心情

在医院病房周围种植草木，肺病患者于其中散步或通过门窗眺望，可使其变得心平气和。据报道，在可以看见花草树木的场所劳动，不仅可以减轻劳动强度，还可以使劳动者产生满足感，如果是园艺栽培活动场地的话，效果则更佳。

4 抑制冲动

在固定的园地中挖坑、搬运花木、种植培土以及浇水施肥，在消耗体力的同时，还可抑制冲动，久而久之有利于良好品质的养成。

2 刺激感官

植物的色、形对视觉；香味对嗅觉；可食用植物对味觉；植物的花、茎、叶的质感对触觉都有刺激作用。另外自然界的虫鸣、鸟语、水声、风吹树叶的声音对听觉也有刺激作用。长期卧病在床的肺病患者如能到室外去感受大自然的美景，接受日光明暗给予的视觉刺激，感受冷暖对皮肤的刺激，则能放松心情，转移其对自身疾病的注意力。另外，白天进行园艺活动、接受日光浴，晚上疲劳后上床休息，有利于养成正常的生活习惯，保持体内生物钟的正常运转，这也能促进肺病患者的早日康复。

5 激发热情

盆栽花木、花坛制作以及庭园花卉种植等各种园艺活动，是把具有自然美的植物按照自己的想象进行布置处理，使其成为优美的艺术品。这种活动可以激发创作热情。

6 培养能力

园艺的对象是有生命的花木，在进行园艺活动时要求小心谨慎并有连续性。例如，修剪花木时应有选择有目的地剪除，播种时则应根据种粒的大小覆盖不同深度的土壤，这些活动都需要忍耐力与注意力。若在栽植花木的时候去干其他事情，等想起重来栽植时，花木可能已枯萎。因此，肺病患者长期进行园艺活动的结果，无

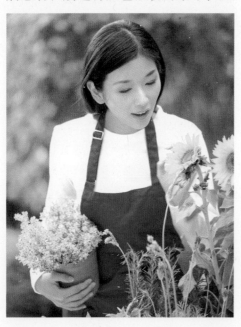

疑会培养忍耐力与注意力，无形中也增强了他们与病魔做斗争的毅力。

7 增强计划性及责任感

何时播种、何时移植、何时修剪、何时施肥……这些都是需要肺病患者事先精心考虑的，植物种类不同，操作内容不同，具体的时间与季节亦不同。从事园艺活动，必先制订计划，或书面计划或脑中谋划，因人而异。此项爱好可以增强肺病患者与植物的感情，有利于增强患者行动的计划性。

从事园艺活动时一般采取责任到人的方法，患者必须清楚哪些是自己管理的盆花、花坛等。因为花木为有生命、有灵性之物，如果管理不当或一时疏忽，则可能会导致花木枯萎。这可使患者认识到哪些是自己不得不做的工作，从而产生与增强责任感。

8 树立自信心

待到自己培植的花木开花、结果时，会受到人们的称赞，这说明自己的辛勤劳作得到人们的承认，得到精神满足的同时还会增强自信心。这对失去自信心的肺病危重患者效果更佳。当然，为了不让患者们失望，开始施行园艺疗法时应该选择易于管理，易于开花的花木种类。

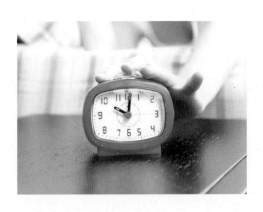

怡，眼清目明，对健康十分有利。

五颜六色的植物花朵、许多植物散发的芳香，能给人以赏心悦目的感觉。例如菊花的香味对头痛、头晕和感冒均有疗效。此外绿地和森林里的新鲜空气中含有丰富的负离子，在森林里每立方米空气中高达 2 万个以上，而城市空气中则远远不足此数。负离子能给人以清新的感觉，对肺病有一定治疗作用。经常从事力所能及的园艺劳动，如锄草、培土、浇水、施肥、剪枝等，能培养愉快平静的情绪和积极向上的精神，有利于肺病患者树立起与病魔做斗争的信心，早日恢复健康。

社会方面的功效

① 加强道德观念

利用花木对自己的生活环境进行美化，或者自己所负责的盆花、花坛开出了漂亮的花朵，在增强自信的同时，还能令肺病患者体会到自己为大家做了好事。另外，为花坛除草、清除枯萎花朵、扫除落叶等活动，可以培养自己爱护环境的意识和习惯，并能增强公共道德观念。

② 提高社交能力

通过参加集体性的园艺疗法活动，肺病患者能以花木园艺为话题展开讨论，从而产生共鸣，促进交流，这样可以培养与他人之间的协调性，提高社交能力。

实践证明，种植花草有利于肺病患者早日康复。因为花草生长的地方空气清新，风景优美，能使人心旷神

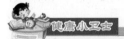

肺癌患者可以进补吗？

当肺癌患者身体逐渐恢复健康，全身免疫功能、抗癌能力都有所增强后，就可以反过来致力于抑制癌细胞生长。从这个角度来说，给肺癌患者增加营养不会加速癌细胞的生长。而中医强调辨症施食，比如说，患者的舌苔是腻的（黄腻或白腻），就应该吃健脾化湿的食物，如米仁、扁豆等，而甲鱼肯定是不能吃的，因此，如何进补应根据患者的具体情况而定。

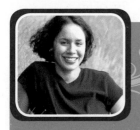

心理疗法

俗话说，风雨人生路，精神是支柱。被称为医学之父的希波克拉底说过，"精神便是自己疾病的良医"。

在患上肺病的时候，一定要注重及时调整好自己的心态，用积极乐观的态度去对抗病魔，争取早日康复。

肺癌的心理疗法

肺癌患者的精神调理非常重要，对疾病的远期疗效有直接影响。医护人员应帮助患者调整心理状态，正确对待所患疾病，鼓励患者树立未来的生活目标，克服精神上和情绪上的紧张，做好为实现生活目标而承受治疗的心理准备。实践表明，有心理准备，有承受能力，性格开朗，有战胜癌症信心的患者，其机体免疫状况均能得到提高，其对治疗的承受能力、对治疗的反应均较好，相应的远期疗效也较好。

首先，随着医学模式向生物－心理－社会医学进展，心理因素在肺癌康复中的作用已受到越来越多人的关注。

肺癌是多种因素共同作用于人体的结果，精神因素是肺癌病因中最强烈的因素。战争、动乱、失业、破产、失去亲人等重大生活变故中，精神紧张压力所引起的孤独、绝望、无助的情绪体验，过度抑郁，难以宣泄的悲痛可能是癌基因的催化剂，是导致肺癌的主要心理因素。

许多医院对尚未确诊的早期肺癌患者，常用心理防御机制来消除恐癌心理，如肺癌咳嗽当作气管炎来安慰患者。因为消沉、食欲下降、失眠、体重减轻，这种强烈的心理应激可使病情恶化。肺癌经确诊后，虽然得到了有效的手术和放、化疗治疗，但是如果致癌的外部因素未能消除，患者又无能力改变外部因素，同时又缺乏心理适应能力，仍然长期处在压抑、悲伤、失望的情绪状态中，不能脱离致癌情境，则肺癌很容易复发。由此可见，心理调养对肺癌患者来说有着非常重要的意义。

　　一般情况下，肺癌患者往往担心自己的病能否治愈，经过治疗后能否正常上学、工作等问题。有些人错误地认为"肺癌是不治之症"，因此，虽然经过了妥当的治疗，心中仍然非常紧张、恐惧，引起睡眠质量下降，食欲减退，对一切都缺乏兴趣。针对这些情况，医生要做好解释工作，及时引导患者对肺癌正确认知，介绍现代医学治疗肺癌的新进展，把治疗疗程，可能出现的不良反应及应对措施详细告诉患者，消除其恐惧绝望心理，恢复心理平衡，勇敢地面对现实，确立战胜肺癌的信心，从而诱发理智反应，调动机体潜在的免疫防御机能。

　　近些年来国内外医学研究和医疗实践证实，许多肺癌患者，尤其是早中期患者，是可能治愈的。我国常常采用中西医结合的方法治疗癌症，疗效比过去有很大提高。即使是晚期癌症，经过合理的治疗，也可以在一定程度上减轻痛苦，延长寿命。因此要帮助患者树立起战胜肺癌的信心，将精神状态由消极转化成积极，督促其积极配合医护人员，充分调动患者自身的抗病能力，与病魔进行顽强的斗争。治愈后的癌症患者，是可以继续学习和工作的。另一方面还应该认识

到，暴怒、悲伤、焦虑等可以引起免疫力的降低，这对于治病是极为不利的。有一些患者能直面现实，正确对待自身所患的疾病，配合医生进行治疗，能保持情绪稳定，与疾病做斗争的意志较强，往往比那些被癌症吓得不知所措的患者治疗效果要好得多。如果精神被摧垮，意志消沉，再充分的治疗也难以充分显出疗效。这里不妨建议患者制订治病或养病的具体计划。计划要根据患者的身体状况、病情进展来制订，也可随着病情改变修订计划。计划的内容包括作息时间，治疗时间和锻炼身体的时间。患者可以根据各自的兴趣爱好，看书、听音乐、作画、交谈、下棋、写文章；康复情况较好的患者还可以适当地做点家务劳动，或学点什么。另外还可建议部分患者计划或思考以后的生活目标，通过思考会促使患者热爱生活，

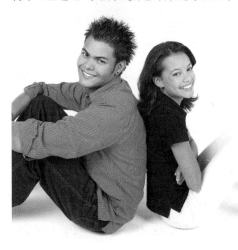

与周围人们保持亲密关系，从而牢固树立起与疾病做斗争的信心。

再次，应该帮助患者改变吸烟、酗酒、暴饮暴食等不良的生活习惯，帮助患者做到生活有序，饮食有节，身心松弛，情绪乐观，从而增强心理承受能力。家庭的关爱，亲人的安慰和鼓励，能使处于痛苦中的肺癌患者稳定情绪，轻松、自然、温馨的家庭氛围营造，能帮助其提高心理适应能力。目前经常采用的心理治疗有暗示治疗法、催眠疗法、精神性药物疗法、生物反馈疗法、精神分析疗法、坐禅疗法和音乐疗法等。

帮助肺癌患者缓解疼痛的心理疗法

疼痛是癌症最常见的症状，而癌性疼痛则是患者及其家属头痛不已的问题。有些患者一疼痛就要求使用去痛片或杜冷丁等药物，殊不知过早过量用这类药容易成瘾和产生耐药性，因此，对于病程较长和疼痛较轻的癌症患者，可以采用心理疗法来缓解病人的疼痛。

1 放松止痛法

全身松弛可给人轻快感，同时肌

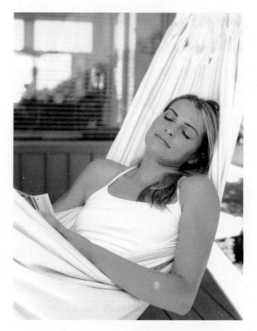

肉松弛可阻断疼痛反应。可嘱咐患者闭上双目，作叹气、打呵欠等动作，随后屈髋屈膝平卧，放松腹肌、背肌、脚肌，缓慢作腹式呼吸。或者让患者在幽静环境里闭目进行深而慢的呼吸，并随呼吸数 1、2、3…使清新空气进入肺部，以达到止痛目的。

需要注意的是，以上方法交换使用或者联合使用效果更佳。

2 转移止痛法

可以让患者坐在一把舒适的椅子上，闭上双眼先想自己童年时做过的好玩的事，或者想任何自己愿意想的事，每次20分钟；也可根据患者喜好，选放一些轻快高昂的音乐，让患者边欣赏边随节奏做拍手等动作；还可以让患者看一些笑话、幽默小说，听一段相声，从中取乐。这些都可以达到转移止痛效果。

3 心理暗示止痛法

主要是增强患者自身战胜疾病的信心。可结合各种癌症治疗方法，暗示患者如何进行自身调节，告诉他如果配合治疗就一定能战胜病魔，同时还要注意合理饮食和进行必要的康复训练，以此充分调动患者自身歼灭癌细胞的能力，从而达到止痛目的。

针对癌症复发如何对患者进行心理护理

复发是肺癌患者最恐惧的事，往往给患者带来的精神创伤比在肺癌的

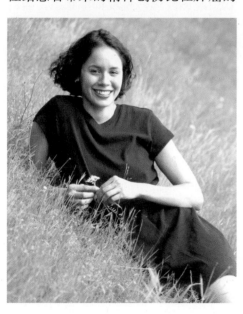

初次确诊时更严重。由于患者具有失眠、食欲减退、焦虑症状，并且是再次出现，这样患者的抑郁情绪则更加严重。

有些患者则陷入深深的绝望之中，认为自己不会再康复。对此，家属应向患者讲明，复发的癌症还有希望治愈，一定不能失去信心。另外，家属也不能失去信心，并把希望从言语、表情下意识地流露出来，这样患者在与家属的接触过程中，可以从中受到鼓舞，体会到希望。医生应当为患者再次拟定治疗计划。家属要鼓励患者继续为治疗尽一番努力，并应努力帮助患者在心理上适应癌症的复发。帮助患者制订出克服不良情绪的方法和步骤。在消除患者不良情绪时，应作为患者强有力的精神支柱，使其在接受治疗过程中，承受住心理和躯体上严重的反应，争取癌症有较好的预后。

家属在向肺癌患者进行心理支持时，应该向患者提供有关化验、诊断、治疗不良反应、预后、医疗费用等信息。同患者讨论疾病可能引起的强烈的负面情绪反应，尽可能动员不同的社会支持系统来帮助患者。探讨战胜不良情绪反应的措施，消除患者的一些错误的认识，并给予一定的支持保

证，使患者减轻因癌症及其治疗而出现的适应不良。

在对患者进行心理支持时，家属应调整好自己的心态，知道自己应如何面对患者；如何理解患者的情绪反应；如何与临床医生及患者进行良好的沟通。必要时可向医生了解患者可能出现的各种心理行为反应，产生各种心理行为反应的原因，了解各种不良心理行为的各种处理原则。

药物治疗：通过使用抗焦虑药、抗抑郁药、抗精神病药物或麻醉药等，减轻那些因癌症诊断或治疗而继发的适应障碍，如严重的焦虑，严重的抑郁，精神分裂症，疼痛，恶心与呕吐，失眠等。家属应帮助患者建立正确的认知方法及教会患者一定的正确行为。帮助患者改变癌症诊断、治疗、康复期间的不良认知和不良行为。可让患者学习有效的心理应付方式，使患者能够顺利地解决各种各样的现实生活中的问题：如何应付出现的化疗不良反应，如何面对肿瘤切除后的形体变化等。经常与患者讨论，使患者表达所有他关心的有关疾病的问题以及与疾病相关的害怕、悲伤、愤怒等情绪。由于肺癌患者大多数均具有"C"型人格特征及障碍，他们常常没机会表达自身的害怕、焦虑，他们经常地感到孤独，并常常独自承受着各种恐惧情绪。应给癌症患者提供一个良好的氛围，让他们表达所有的情感及所关心的问题，并接受情感支持。家属应鼓励患者多与其他病友交流，通过病友之间的相互交流，使患者学会如何面对各种各样的问题。并且通过患者之间的互相交流、互相帮助、互相鼓励，使患者改善性格，保持一个良好的心态。在明白癌症诊断和开始治疗时，对患者进行早期心理支持，这样可以提高患者的生存质量，延长生存期。

当患者有可能治愈时，也就是在肺癌的康复期进行心理支持，以控制或减轻仍然存留的那些因为癌症而引起的心理和生理上的问题。如癌症症状引起的身体残疾或抑郁状态。当应用生物学治疗不能奏效时，患者只能以对症治疗来维持病情和改善不适，应给予患者心理支持。在心理支持前，应首先了解患者的痛苦，然后经过分析、解释和诱导、劝说，改变患者的不良认知，降低患者的消极情绪反应。并利用一定的行为训练技术，对抗患者的应激反应，调整患者的身心状态。家属可请求医生向患者讲解有关疾病知识，治疗方法及接受一定的训练方法。